# seu bebê
em perguntas e respostas

Dados Internacionais de Catalogação na Publicação (CIP)
(Câmara Brasileira do Livro, SP, Brasil)

Barros, Sylvio Renan Monteiro de
   Seu bebê em perguntas e respostas : do nascimento aos 12 meses /
Sylvio Renan Monteiro de Barros. São Paulo : MG Editores, 2008.

   ISBN 978-85-7255-054-3

   1. Bebês - Crescimento 2. Bebês - Cuidados e tratamento
3. Bebês - Desenvolvimento 4. Bebês - Doenças 5. Bebês - Saúde
e higiene 6. Pais e bebês 7. Perguntas e respostas I. Título

|  | CDD-618.92 |
|---|---|
| 08-06305 | NLM-WS 430 |

Índices para catálogo sistemático:
1. Bebês : Desenvolvimento : Pediatria : Medicina     618.92
2. Bebês : Primeiro ano : Pediatria : Medicina     618.92

EDITORA AFILIADA

Compre em lugar de fotocopiar.
Cada real que você dá por um livro recompensa seus autores
e os convida a produzir mais sobre o tema;
incentiva seus editores a encomendar, traduzir e publicar
outras obras sobre o assunto;
e paga aos livreiros por estocar e levar até você livros
para a sua informação e o seu entretenimento.
Cada real que você dá pela fotocópia não autorizada de um livro
financia um crime
e ajuda a matar a produção intelectual de seu país.

# seu bebê
## em perguntas e respostas
• • • • • • • • • • • •
*Do nascimento aos 12 meses*

**SYLVIO RENAN MONTEIRO DE BARROS**

**MG** EDITORES

*SEU BEBÊ EM PERGUNTAS E RESPOSTAS*
*Do nascimento aos 12 meses*
Copyright © 2008 by Sylvio Renan Monteiro de Barros
Direitos desta edição reservados por Summus Editorial

Editora executiva: **Soraia Bini Cury**
Assistentes editoriais: **Bibiana Leme e Martha Lopes**
Capa, projeto gráfico e diagramação: **Gabrielly Silva**
Fotografias da capa: **Bonvivant/sxc.hu (acima, à direita,
e no centro, à esquerda), Carlos Mendes Rosa (no centro,
à direita) e Joseph Hoban (no centro, embaixo)**
Ilustrações do Anexo 1: **Matheus Pazetti**
Impressão: **Sumago Gráfica Editorial Ltda.**

**MG Editores**
Departamento editorial:
Rua Itapicuru, 613 – 7º andar
05006-000 – São Paulo – SP
Fone: (11) 3872-3322
Fax: (11) 3872-7476
http://www.mgeditores.com.br
e-mail: mg@mgeditores.com.br

Atendimento ao consumidor:
Summus Editorial
Fone: (11) 3865-9890

Vendas por atacado:
Fone: (11) 3873-8638
Fax: (11) 3873-7085
e-mail: vendas@summus.com.br

Impresso no Brasil

*Este livro é dedicado a todas as mães de cujas dúvidas fiz um extrato para escrevê-lo.*

*Aos professores dr. Azarias de Andrade Carvalho e dr. Fernando José de Nóbrega, que me ensinaram pediatria.*

*A meus filhos, Iuri, Bruna e Giovana, que me ensinaram a ser pediatra.*

*Uma dedicatória especial a meus netos, João Gabriel e Felipe, que me reestimularam no aprendizado da ciência e da arte da pediatria, especialidade que, a meu ver, diferencia-se das outras porque em vez de evitar a morte prepara para a vida.*

*A Lavínia, que tão bem soube ensinar sua mãe e se tornou a semente de onde germinou este livro.*

# AGRADECIMENTOS

É praticamente impossível nomear todas as pessoas que me ajudaram a escrever este livro, mas mesmo assim ouso fazê-lo – não sem o risco de esquecer muitas delas:

Soraia, mãe da Lavínia, madrinha do livro, que teve a ousadia de me convidar para escrevê-lo; Daniela, mãe do Guilherme, que mergulhou de cabeça, enviando-me listas e mais listas de dúvidas, dela e de outras mães; meus filhos, Iuri, Bruna e Giovana, minha nora, Heloisa, e meus genros, Eduardo e Stefano, por mim "obrigados" a listar dúvidas sobre os filhos que tiveram ou que virão a ter; minha esposa, Maria Cristina, também pediatra, pela paciência e por não querer intervir para não descaracterizar meu trabalho; Marcia Borio, mãe do Matheus; Carol, mãe da Joana; Luciane, mãe dos gêmeos Fabrício e Raphael; Izabella, mãe do Pedro e da Mariana; Alessandra, mãe do João Pedro e do Henrique; Mariana, mãe da Rebeca; Maria Cristina, mãe da Yasmin; Juliana, mãe da Julia; Juliana, mãe da Catharina; Cecília, mãe da Catarina; Kátia, mãe do Lucas e da Yumi; Ana Luiza, mãe do Lucas; Cristiane, mãe da Luana; Alessandra, mãe do André;

Fernanda, mãe da Catarina; Luciane, mãe do João; Mayra, mãe do Rodrigo; Adriana, mãe da Giovana e do Caio; Renata, mãe da Mariana; Andréia, mãe da Isabela; Fabiana, mãe da Maria Luiza; Iara, mãe do Henrique; Karina, mãe do Guilherme e do Tiago; Luciane, mãe do Gustavo; Polyana, madrasta do Kauã e da Marcela; Paula, mãe do Danilo; Bibiana, mãe da Helena; Sueli, mãe do Davi Gabriel e do André Lucas – que colaboraram direta e indiretamente; e, para não ter uma lista de agradecimentos maior que o próprio livro, a todas as mães que, com suas dúvidas, enriqueceram meu repertório de respostas e exigiram maiores pesquisas para respondê-las.

# sobre as crianças

[...]
*Os vossos filhos não são vossos filhos.*
*São os filhos e as filhas da Vida que anseia por si mesma.*
*Eles vêm através de vós, mas não de vós.*
*E embora estejam convosco não vos pertencem.*
*Podeis dar-lhes o vosso amor, mas não os vossos pensamentos,*
*pois eles têm os seus próprios pensamentos.*
*Podeis abrigar os seus corpos, mas não as suas almas.*
*Pois as suas almas vivem na casa do amanhã, que vós não*
*podereis visitar, nem em sonhos.*
*Podereis tentar ser como eles, mas não tenteis torná-los*
*como vós.*
*Pois a vida não anda para trás nem se detém no ontem.*
*Vós sois os arcos de onde os vossos filhos, quais flechas vivas,*
*serão lançados.*
*O Arqueiro vê o sinal no caminho do infinito e Ele com o Seu*
*poder faz com que as Suas flechas partam rápidas e cheguem longe.*
*Que a vossa inflexão na mão do Arqueiro seja para a alegria;*
*Pois assim como Ele ama a flecha que voa*
*Também ama o arco que se mantém estável.*

GIBRAN KHALIL GIBRAN

# sumário

Prefácio ·› 13

Apresentação ·› 17

Introdução ·› 21

Antes mesmo de o bebê chegar ·› 23

**1.** Do nascimento aos 3 meses ·› 29

**2.** Dos 3 aos 6 meses ·› 65

**3.** Dos 6 aos 9 meses ·› 79

**4.** Dos 9 aos 12 meses ·› 99

**Anexo 1**
*Segurança no transporte de crianças em veículos* ·› 123

**Anexo 2**
*Tabela de peso e altura* ·› 126

Sites interessantes ·› 129

Índice remissivo ·› 131

# prefácio

Fui afortunado em conhecer o dr. Sylvio Renan Monteiro de Barros. Minha esposa, que é sua amiga desde os tempos de adolescência, apontou-me a necessidade de trocarmos de pediatra; um de nossos filhos precisou dele em um momento muito difícil. Desde então, ele sempre esteve com minha família, inclusive em horas muito mais amenas, e sempre de amizade.

O dr. Sylvio é um "cuidador". O leitor perceberá, desde o início, que seu texto reflete trinta anos de experiência de cuidados com o bebê. Muito mais que *curar*, o médico *cuida* da vida. Poucas especialidades mostram isso tão bem como a pediatria.

A medicina trata da vida, transcendendo época, linguagem, nacionalidade, cultura. Não é uma profissão: é um ofício marcado por dois dos piores medos que acometem o ser humano: o medo do desconhecido e o medo perene do desaparecimento da própria vida. Requer capacitação técnica, intuição, afeição e principalmente amor à verdade e total rejeição à violência. Amada ardentemente na necessidade; esquecida fora dela. Desafios à intuição médica me parecem ainda mais marcantes no ofício do pediatra: ele *precisa ouvir quem ainda não sabe falar* e quem está muito aflito e não consegue mais se expressar.

Sylvio ouve, *antes de mais nada*. Ouve pacientinhos, suas mães, avós, tias, babás, empregadas. Olhos e ouvidos já estão prontinhos no quarto mês de gravidez; cones, bastonetes e células do ouvido interno são neurônios diferenciados. Mas, diante de tantas contradições do ser humano, ainda temos dificuldade para ouvir! Bons livros de minha especialidade, a psicanálise, vêm chamando a atenção para esse fato desde o tempo de Freud. Popularizou-se o seu "tratamento pela fala", mas igualmente poder-se-ia dizer "pelo ouvir". É por isso que o dr. Sylvio escreve perguntas e respostas.

O problema é que nenhum livro pode dar ao leitor uma capacidade de ouvir. Mas a experiência viva ajuda bastante. Muito tempo depois de formado, dei-me conta de que foram pediatras e "quase-pediatras" quem mais contribuições deram à psicanálise. Eles ampliaram as descobertas de Freud. Donald Winnicott, que veio da pediatria, descobriu coisas por observar a espátula bucal. Mesmo tendo se voltado à psicanálise, jamais abandonou a semiologia pediátrica. Melanie Klein, que queria ser médica, aprendeu a ouvir bebês como ninguém; e Wilfred Bion, como o dr. Sylvio, falou do alimento psicológico proporcionado pelo contato físico mãe–bebê.

Em determinado trecho do livro, Sylvio explica que "[...] a tensão, preocupação, angústia ou insegurança da mãe se transferem para o bebê, que reage com comportamentos 'anormais', como choro intenso, cólicas e insônia, entre outros. Se a mãe não percebe ou não é informada de que seu bebê está apenas reagindo a estímulos maternos, corre-se o risco de se iniciar aí um círculo vicioso, em que as reações do bebê às instabilidades emocionais da mãe produzem mais insegurança, o que retroalimenta as reações do bebê". Um psicanalista identifica nessas

PREFÁCIO

e em muitas outras respostas as contribuições de Klein, Winnicott e Bion, e conclui: a psicanálise precisou de pelo menos oitenta anos para descobrir algo que pediatras suficientemente bons descobrem e expõem de modo tão cristalino – e, no caso do dr. Sylvio, escrevem tão claramente.

Com o respeito que talvez esteja manifestado na paráfrase do verso e do poeta tão conhecidos em nosso meio, autor, aliás, de nome "Pessoa", sinto-me honrado, surpreso e pouco preparado diante da solicitação do dr. Sylvio Renan Monteiro de Barros de prefaciar esta obra – oferecida com o tecido delicado de um conteúdo precioso e útil para mães e bebês, com inigualável amor, afeto, experiência e capacidade de doação.

PAULO CESAR SANDLER

*Mestre em Medicina pela Universidade de São Paulo,*
*mestre em Psiquiatria pela Associação Médica Brasileira e*
*analista didata pela Sociedade Brasileira de Psicanálise de São Paulo*

# apresentação

Conheci o doutor Sylvio quando minha filha estava com dois meses e meio. Naquela época, talvez a mais difícil da minha vida, eu não sentia a menor segurança como mãe. A Lavínia não parava de chorar e se recusava a dormir depois de enfrentar dias e dias da cólica mais terrível sem que eu pudesse fazer nada – a não ser massagens, compressas com toalhas mornas e rezar. Minha mãe já tinha ido embora, as férias do meu marido haviam terminado e me vi, de repente, às voltas com um serzinho que chorava o tempo todo e se recusava a fechar os olhos e descansar. Isso sem falar na roupa que se acumulava na área de serviço e nas dezenas de tarefas domésticas que me aguardavam.

Até então, já tínhamos consultado três pediatras. O primeiro seguia o manual do "bebê-padrão" e dizia que "logo passava". Uma vez me jogou na cara a seguinte frase: "Mãe ansiosa, bebê com cólica; mãe tranqüila, bebê sem cólica" (como se, depois de sessenta dias de choros de dor incessantes, algum ser humano conseguisse manter a calma)... A segunda disse que eu amamentava pouco (embora eu o fizesse de duas em duas horas) e que deveria me transformar em uma vaca leiteira (*sic*). A terceira, que infelizmente me deixou com trauma de homeopatas, afirmou que a menina chorava porque "não havia harmonia" em meu lar. Juro, ela disse isso.

Enfim, quando cheguei ao consultório do doutor Sylvio, por indicação de uma pessoa da família, estava muito magra, extremamente cansada, deprimida e, pior, sentindo uma culpa imensa por não conseguir fazer minha filha feliz. A primeira coisa que notei foi o olhar calmo e tranqüilizador daquele médico. Em seguida, reparei num coala de pelúcia minúsculo pendurado em seu estetoscópio. Finalmente um pediatra que realmente gostava de crianças!

Na penumbra de seu consultório – faltou luz naquela tarde –, expliquei a ele o que estava acontecendo e disse que minha filha e eu precisávamos de ajuda. Ele ouviu tudo com atenção, fez algumas perguntas e então começou a falar, com um sotaque mineiro-carioca (que depois descobri ser capixaba) bastante peculiar. Explicou que as minhas inquietações eram comuns em mães com o primeiro filho e que provavelmente a Lavínia não tinha nenhum problema de saúde. Disse ainda que, quanto antes eu aceitasse que minha vida mudara para sempre – e me habituasse, pelo menos nos primeiros meses, a não dormir, a não ter hora para comer e a me dedicar totalmente ao bebê –, mais fácil seria. A maneira como tudo isso foi dito, acolhedora e compreensiva, me tranqüilizou quase imediatamente. Senti que enfim alguém me entendia e não me tratava como "mãe-de-primeira-viagem-histérica-infantil-e-neurótica".

O passo seguinte foi realizar um exame físico extremamente minucioso, que os outros pediatras não tinham feito com o mesmo apuro. O doutor Sylvio me assegurou que, em princípio, não havia mesmo nada de errado com a Lavínia, mas pediu um exame de urina e outro de sangue, só para ter certeza.

apresentação

No dia seguinte, como ela não parava de chorar, resolvi seguir o conselho de uma prima, mãe recente, e depois de amamentar fiz uma mamadeira de leite em pó e ofereci à minha filha. Ela não só parou de chorar como dormiu, pela primeira vez, por seis horas seguidas. Liguei para o doutor Sylvio e contei o que tinha acontecido. "Sua filha está mesmo com fome. Complemente as mamadas com leite em pó, mas ofereça sempre o seio primeiro", disse ele. "Mas, doutor, por que aconteceu isso comigo? Os outros pediatras disseram que quanto mais se amamenta mais se tem leite!", retruquei. "E se ela largar o peito? Eu sempre quis amamentar..." "Veja", respondeu ele, "antes você chorava porque a Lavínia tinha fome; agora que descobriu o problema vai arranjar outro?" Aquilo me despertou para o fato de que a maternidade, por mais difícil que seja, não precisa ser dramática. E, a partir daí, a relação com a minha filha ficou muito mais fortalecida e serena.

Fiz, nesse meio-tempo, centenas de ligações para o doutor Sylvio. As dúvidas iam de passar ou não protetor solar na Lavínia a trocar o bico da mamadeira ou manter determinada medicação. E as respostas, sempre prestativas, rápidas e certeiras, vinham com um respeito inexplicável, mesmo às altas horas da madrugada. Também houve uma enxurrada de e-mails, todos respondidos prontamente e com uma firmeza de dar inveja a qualquer profissional.

Foi por isso, e por ter conhecido várias mães e pais que recorreram e recorrem ao doutor Sylvio e, assim como eu, confiam no seu trabalho, que o convidei para escrever este livro. Todo aquele conhecimento não podia ficar restrito ao seu consultório!

Infelizmente, nem todas as jovens mães de hoje foram feitas para a maternidade. Aprenderam que devem ser independentes, estudar, trabalhar, viajar, batalhar. A necessidade de competir com os homens nos afastou do arquétipo da progenitora acolhedora e feliz, além de sufocar os instintos mais básicos de mãe. Sabemos ser excelentes executivas, mas temos medo de estar fazendo tudo errado quando se trata do nosso bebê! Por isso, precisamos de palavras de conforto, que nos tranqüilizem, resgatem esse lado materno de dentro de nós e nos devolvam a confiança. E é isso que o doutor Sylvio transmite aos pais e às mães de seus pequenos pacientes.

Aqui você vai encontrar perguntas e respostas sobre as questões que mais afligem os pais no que se refere a sono, alimentação, desenvolvimento físico e psicológico e cuidados com o bebê. O material é fruto da experiência do autor em mais de trinta anos de exercício da medicina e da puericultura. Dos momentos contemplativos que às vezes tomam conta das crianças ao modo de preparar a sopinha, as informações são apresentadas de forma simples e objetiva. E, mais importante, levando em conta as especificidades de cada criança em cada fase do desenvolvimento. Que este livro guie e tranqüilize muitos pais e mães!

A EDITORA

# Introdução

Este livro foi escrito com o objetivo de ajudar as mães a cuidar de seus filhos e estabelecer com eles uma relação de amor e confiança. Foi feito no formato de perguntas e respostas porque consideramos (eu e a editora) ser a maneira mais rápida de conseguir uma informação, além de ser a forma da qual as mães se utilizam nas consultas – elas chegam com suas famosas "listinhas", que tanto ajudaram na confecção do livro.

Apesar de todo o trabalho que tive para catalogar as questões, pesquisar em livros, revistas e na internet e preparar as respostas, não posso negar o grande prazer que senti ao elaborar este livro. Comecei a relembrar momentos mágicos do passado, em que eu era questionado durante as consultas e me via rapidamente envolvido na questão, esforçando-me para dar à jovem mãe a melhor resposta – aquela que a ajudaria a cuidar melhor de seu filho. Foi um processo evolutivo, culminando com a elaboração deste livro, que pode ser lido na ordem natural ou consultado como fonte de pesquisa, dirigindo-se a mãe diretamente à questão que lhe interessa.

As perguntas aqui elencadas foram obtidas de mães de pacientes durante o exercício da pediatria em meu consultório, de outras mães, de dúvidas remetidas ao meu site e de mães potenciais (em vias de ter bebês), entre outras, conforme relacionado na seção de agradecimentos.

Dirigido a mães e pais de bebês de até 1 ano, o livro está dividido em trimestres. Ao lê-lo, o leitor logo perceberá que o capítulo "Do nascimento aos 3 meses" é o mais extenso em todos os assuntos. Isso porque essa é realmente a fase em que pais e mães recentes mais têm dúvidas.

Obviamente, este livro não está completo. No entanto, procurei falar das questões mais abrangentes e mais freqüentes, que deverão servir de primeiro passo para esclarecer a mãe quanto à conduta que ela deve ter com seu bebê. Ao identificar uma pergunta que também é sua e ler a resposta, a mãe (é o que desejo) se sentirá mais segura e poderá criar com o bebê uma relação mais tranqüila e sem culpa.

Espero que você aproveite. Caso tenha alguma dúvida que não foi respondida aqui e queira contribuir para as próximas edições do livro, escreva para: pediatra@sylviorenan.com.br.

# Antes mesmo de o bebê chegar

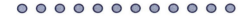

*Se você está lendo este capítulo, é porque tem dúvidas em relação ao bebê que ainda vai chegar. Essas dúvidas são normais e perfeitamente compreensíveis. Veja a seguir as perguntas mais comuns feitas no período que antecede o parto.*

~

* **Devo procurar um pediatra antes de o bebê nascer?**
Considero de extrema valia uma consulta ao pediatra antes do parto. Ele lhe fornecerá informações importantíssimas, além de lhe transmitir maior segurança nos cuidados com o seu bebê, principalmente nos primeiros dias de sua vida, e poderá orientá-la sobre os produtos mais adequados para o recém-nascido.

.

* **Após o nascimento, quanto tempo devo esperar para levar o bebê ao pediatra?**
A orientação atual é que seu bebê seja avaliado pelo pediatra até completar 15 dias de vida, ou mesmo antes, logo após deixar o

hospital, se ele tiver apresentado algum problema anterior à alta do berçário – ou se a mãe tiver muitas dúvidas e estiver insegura quanto à maneira de cuidar do bebê.

### * O que é e para que serve o teste de Apgar?

No intuito de dar uniformidade à avaliação do bebê imediatamente após o parto, a médica anestesista norte-americana Virginia Apgar estabeleceu cinco critérios para avaliar sua vitalidade: freqüência cardíaca, respiração, tônus muscular, cor da pele e irritabilidade reflexa, atribuindo-lhes pontos, conforme a tabela a seguir:

| PONTOS | 0 | 1 | 2 |
|---|---|---|---|
| FREQÜÊNCIA CARDÍACA | Ausente | <100 batimentos/ min | >100 batimentos/ min |
| RESPIRAÇÃO | Ausente | Fraca, irregular | Forte/choro |
| TÔNUS MUSCULAR | Flácido | Flexão de pernas e braços | Movimento ativo/Boa flexão |
| COR DA PELE | Cianótica/ pálida | Cianose de extremidades | Rosada |
| IRRITABILIDADE REFLEXA | Ausente | Algum movimento | Espirros/ choro |

A soma dos pontos corresponde ao Apgar do bebê. Um bebê que obtém nota entre 7 e 10 é considerado saudável; de 4 a 6, precisará ficar em observação; abaixo de 4, considera-se um caso grave, devendo o bebê ser mantido em UTI neonatal.

ANTES MESMO DE O BEBÊ CHEGAR

* **Quando deixar o hospital, devo colocar o bebê na cadeirinha ou trazê-lo no colo, no banco de trás do carro? Que tipo de cadeirinha é mais indicado para o recém-nascido?**

Seu bebê é um recém-nascido, e por esse motivo não aconselho que ele seja transportado em automóvel, a não ser em situações excepcionais, entre as quais se inclui seu transporte da maternidade para casa. Nesse caso, ele deve ser transportado em cadeirinha em forma de concha, que deverá ser fixada pelo cinto de segurança no centro do banco traseiro do veículo, com o bebê voltado para a traseira do carro. A mãe ou outro acompanhante deve ficar junto com o bebê no banco de trás.

Para mais informações, veja o Anexo 1 – Segurança no transporte de crianças em veículos, página 123. Consulte também o site da ONG Criança Segura: www.criancasegura.org.br.

.

* **Devo colocar o bebê em nosso quarto ou acomodá-lo em seu quarto?**

Quando seu bebê chega da maternidade, ele ainda está muito dependente de você e necessita de cuidados constantes. Por esse motivo, aconselho às novas mamães deixá-lo no carrinho ao lado da sua cama, devido à comodidade que terão (bebê e mamãe) durante esse período de freqüentes cuidados. No entanto, passados os primeiros trinta dias, é altamente recomendável que seu bebê comece sua "independência", mudando-se para o próprio quarto, onde ele viverá seus próximos anos e firmará seus conceitos de posse e privacidade.

.

* **Quanto tempo depois do parto posso sair com o bebê? Que ambientes devo evitar e até quando?**

Não é recomendável o bebê sair de casa antes que complete um mês de idade, bem como receber muitas visitas nesse período, pois ele se encontra com a resistência ainda muito baixa em relação a uma série de germes, podendo contrair doenças. Após um mês de vida, já pode dar pequenos passeios, em locais próximos de casa (jardins, áreas coletivas etc.), devendo-se sempre evitar lugares com aglomeração de pessoas ou contatos mais próximos com adultos e outras crianças.

\* **Devo ter alguma preocupação especial com a higiene da casa? E quanto às pessoas que virão visitar o bebê? Elas devem adotar alguma medida diferente?**
Podemos dividir essa pergunta em duas.

**1)** A higiene da casa é de suma importância para seu bebê. A casa deve estar bem limpa, sem poeira ou umidade que estimulem o crescimento de ácaros e fungos, os quais podem provocar inúmeras reações alérgicas no recém-nascido. A limpeza deverá ser feita somente com água e sabão, evitando-se o uso de produtos de limpeza que tenham odor forte ou produtos químicos irritantes.

**2)** Quanto às visitas, como não podemos evitá-las, devemos controlá-las. Bebê em seu confortável berço, visitas na sala. Se a visita insistir em conhecer o bebê, deve fazê-lo a distância, sem ruídos excessivos, e a criança deve estar acomodada no berço. Não podemos esquecer que o recém-nascido ainda não tem proteção contra uma série de infecções, além de se excitar com ruídos excessivos e estranhos.

\* **Que tipo de conduta indica que estou lidando com um bom pediatra? Tenho medo de escolher um mau profissional...**

ANTES MESMO DE O BEBÊ CHEGAR

Acredito que tal dúvida nos ocorre sempre, com qualquer profissional. É prudente chamar um encanador cujo telefone obtivemos em um folheto colado num poste? Podemos confiar em um advogado com base na placa em seu escritório? Consultaremos um dentista pelo anúncio em um jornal de bairro? Tal preocupação é ainda maior quando procuramos alguém para nos orientar na criação dos filhos. Acredito que a melhor fonte de informação da qualidade de um pediatra seja outra mãe.

As qualidades mais importantes de um pediatra são: competência, disponibilidade de horários para atendimento, acessibilidade (telefonemas), atenção ao paciente, respeito aos pais e bom senso, não obrigatoriamente nessa ordem. Somente quem já conhece o pediatra poderá lhe dar tais informações, e essa pessoa é seguramente uma mãe. Assim, sugiro que você se aconselhe com mães de crianças maiores, parentes, vizinhas ou amigas.

.

**\* Devo contratar uma babá para cuidar do bebê assim que eu sair do hospital?**

Se as condições financeiras permitirem, aconselho, sim, a contratação de alguém que possa auxiliá-la nos cuidados iniciais com seu bebê. Porém, no período após o parto você provavelmente estará fragilizada, vulnerável e insegura, e talvez aceite algumas interferências que não serão proveitosas para você nem para o seu bebê. O que quero dizer é: tenha alguém que a auxilie – mas que auxilie, e não que a substitua. Se você estiver muito cansada, por exemplo, não há problema em deixar que a pessoa banhe seu bebê nessa ocasião. No entanto, a relação com seu bebê jamais deverá ser intermediada por quem quer que seja.

~

**1.**

# DO NASCIMENTO AOS 3 MESES

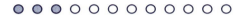

*Depois de tanto tempo de espera, finalmente o bebê chegou! A alegria de tê-lo em seus braços deveria compensar qualquer dissabor, mas a verdade é que a inexperiência pode prejudicar o relacionamento mãe–bebê e tumultuar o que deveria ser simples. Veja a seguir como desfrutar os primeiros meses do bebê sem culpa e com muita praticidade.*

~

## ALIMENTAÇÃO

* **Quais são as vantagens da amamentação no seio?**
Por mais que tenha evoluído, a tecnologia utilizada pelo homem no que concerne à nutrição, quer no estudo, quer na preparação e adequação dos alimentos, ainda não conseguiu criar um leite para a nutrição do lactente que ao menos se aproxime do leite materno. Isso porque o leite materno começa a ser preparado no corpo da mãe já no início da gestação e vem progressivamente se adaptando para ser o alimento ideal daquele bebê que está em formação, não necessitando de nenhuma adaptação artificial.

O leite materno é o alimento ideal para o bebê porque é completo como:

- Alimento nutritivo: apresenta a concentração ideal de proteínas. O açúcar do leite materno é a lactose (e não a sacarose), o que evita maior fermentação e a formação de gases, que são as grandes causadoras das cólicas do recém-nascido. As gorduras do leite materno também são as ideais para o crescimento saudável do bebê e, principalmente, para a formação de seus nervos, levando a um desenvolvimento neurológico perfeito.

- Alimento imunológico: durante toda a lactação, especialmente nos primeiros dez dias de vida do bebê – quando ele ingere o colostro –, o leite materno tem alta concentração de anticorpos, agentes que inibem o desenvolvimento de vírus e bactérias, combatendo praticamente todos os germes com que a mãe já tenha tido contato e protegendo o bebê da maioria das moléstias infecciosas que possam agredi-lo nesse difícil início de vida.

- Alimento psicológico: reconhece-se cada vez mais a importância do contato físico mãe–bebê, sobretudo nos primeiros meses de vida, na formação de um bebê psicologicamente saudável e satisfeito nas suas necessidades psicológicas básicas. Isso pode ser conseguido apenas com essa relação de afeto, por meio do contato físico e da sucção do seio materno.

- Alimento antialérgico: estudos recentes demonstram cada vez mais que a maior causa das alergias dos lactentes é o leite de vaca, principalmente se for oferecido nos primeiros 6 meses de vida. Entre as inúmeras doenças alérgicas provocadas pelo leite de vaca estão a asma brônquica, a doença do bebê chiador[*], as ri-

---

[*] Doença caracterizada por sibilos constantes, como se o bebê tivesse uma crise de asma permanente. Acompanhada de falta de ar, embora não afete o humor da criança, a doença é uma das manifestações da asma. Tem origem alérgica, sendo a causa mais comum a alergia à proteína do leite de vaca.

nites, as diarréias alérgicas e as dermatites (de fraldas ou outras dermatites atópicas) – em especial quando o bebê apresenta antecedentes familiares de alergias.

Desse modo, conclui-se que o leite materno é o ideal para o bebê no início de sua vida, sendo na realidade insubstituível. Deve-se evitar qualquer outro tipo de leite, animal ou vegetal, que servirá apenas como substituto na impossibilidade de se dar o leite materno. Contudo, essa impossibilidade pode ser prevenida por meio de treinamento e orientação, para que a mãe compreenda as nuanças da amamentação.

Assim como qualquer outro processo da vida (falar, andar etc.), a amamentação requer aprendizado. Veja a seguir algumas orientações para ajudá-la a amamentar com mais segurança. Em caso de dúvida, ligue para o pediatra.

### * Lembrete importante *

*Os leites em pó integrais ou especiais fornecidos no mercado são todos leites de vaca, com tentativas de adaptação (nem sempre felizes) para o seu bebê. Por serem leite de vaca, são ideais para bezerros.*

*Os leites de cabra que agora começam a ser oferecidos como substitutos para o seu leite são ideais para cabritinhos. Somente o leite materno (o seu leite) é o ideal para o seu bebê.*

* **Até que idade a criança deve ser amamentada no peito?**

Todo bebê deve receber aleitamento materno. A Organização Mundial da Saúde (OMS) estabelece que o aleitamento materno deve ser a única fonte de alimento para o bebê do nascimento até 6 meses de idade, a partir de quando se devem introduzir progressivamente outros alimentos – como frutas, legumes, cereais, carnes etc. A OMS também recomenda que o aleitamento materno seja estendido até que o bebê complete 2 anos de idade, recomendação seguida também pelo Ministério da Saúde brasileiro. Porém, existem casos em que isso não é possível: quando não há produção suficiente de leite para a adequada nutrição do bebê e quando a mãe precisa retornar ao trabalho após um período de licença. Em ambos os casos, cabe ao pediatra, juntamente com a mãe, estabelecer estratégias apropriadas para uma boa nutrição do bebê, tentando sempre que possível manter o aleitamento materno e complementando-o com fórmulas substitutivas, como leite de vaca (*in natura*, integral em pó ou modificado), leite de cabra ou de soja, entre outras opções.

É importante informar, devido à existência cada vez maior (infelizmente) de mães HIV-positivas, que a Organização Pan-Americana da Saúde (Opas) e o Ministério da Saúde do Brasil recomendam o uso exclusivo do leite materno "a todas as crianças, incluindo aquelas que vivem em circunstâncias difíceis, como filhos de mães infectadas com HIV, bebês de baixo peso e crianças em situações de emergência". Isso porque o risco de morte por diarréia do bebê que não recebe leite materno exclusivo, em especial em populações pobres, é significantemente mais alto do que o dos alimentados somente com leite materno. Pesquisa da Organização Mundial da Saúde realizada em 2000 mostra que lactentes que não são amamentados têm seis vezes mais risco de morrer de doenças infecciosas nos dois primeiros meses de vida do que os amamentados.

        .

\* **Acabei de chegar do hospital e meu leite ainda não desceu. Que devo fazer?**

Se seu bebê dorme tranqüilamente, não se preocupe. Aguarde com calma. Passada a ansiedade do momento, a produção se iniciará. Se, entretanto, ele está chorando bastante, demonstrando ter fome, entre em contato imediatamente com o pediatra para instruções sobre a necessidade ou não de fornecer-lhe um substituto, o que quase nunca é preciso.

**\* Como deve ser o esquema de amamentação? Ofereço os dois seios? De quanto em quanto tempo? Quanto deve durar cada mamada?**

Alguns bebês necessitam mamar freqüentemente, enquanto outros mamam com intervalos maiores. Há bebês que mamam por um tempo prolongado, enquanto outros fazem mamadas bem mais curtas. Cada bebê tem seu jeito de se alimentar. A orientação correta é oferecer-lhe os dois seios sempre que ele manifestar desejo de mamar (e isso você vai aprender bem depressa, não com sua mãe, vizinha ou com o pediatra, mas com a própria criança). O intervalo entre duas mamadas deve ser de três horas. Porém, se o bebê manifestar desejo de mamar antes desse horário, você deve oferecer o seio sem preocupação. Procure deixar o bebê de dez a vinte minutos em cada seio e tente manter o intervalo entre as mamadas em três a três horas e meia (conta-se o tempo a partir do início de uma mamada até o início da seguinte). Isso durante o período diurno, para evitar que ele troque o dia pela noite, fato que, uma vez ocorrido, pode levar a grandes transtornos para a mãe. Se ele quiser mamar fora desses horários, não hesite, ofereça-lhe os seios. Siga sua intuição e acompanhe com o pediatra o ganho de peso do bebê para saber se sua intuição está funcionando bem.

Aconselho o método alternado de amamentar. Ofereça primeiro um seio até que ele se esvazie totalmente. Em seguida ofereça o segundo seio, que ele poderá não aceitar, aceitar pouco ou aceitar muito. Em nenhum dos casos há motivo para pânico. A composição do leite é diferente no início e no final da mamada: enquanto o leite do início da mamada tem uma aparência mais aguada, por conter maior quantidade de açúcares e proteínas, o leite do final da mamada tem mais gordura, razão por que é mais espesso. É essa gordura que dá ao bebê a sensação de saciedade. Na mamada seguinte ofereça inicialmente a seu filho o seio em que ele mamou por último na mamada anterior. Logicamente você afirmará: "Acabei de ganhar um bebê, estou muito insegura, tenho de cuidar dele, receber visitas, servir-lhes algo... Como vou me lembrar de que lado foi a última mamada?" Vale uma sugestão pessoal: troque de mão sua aliança ou um anel, colocando-o sempre no dedo do lado em que será a próxima mamada. É infalível.

·

* **No curso para gestantes que fiz na maternidade, a obstetriz aconselhou as mães a fazer intervalos de três horas entre as mamadas, alegando que usaríamos esse tempo para descansar e para que o seio pudesse ficar cheio novamente. Isso está correto?**
Genericamente falando, tal orientação está correta, mas cada bebê tem um comportamento. Enquanto uma média dos bebês cumpre tais horários, outros têm ritmos diferentes, que devem ser respeitados. A produção do leite está intrinsecamente relacionada com a sucção de seu bebê. Se ele mamar com mais freqüência, seu organismo reagirá, produzindo hormônios que aumentarão sua produção de leite, cobrindo a demanda de seu bebê.

·

* **Como limpar o bico dos seios?**
Limpe-os com um algodão embebido em água filtrada, antes da mamada. Após a mamada, não se preocupe: o próprio leite que vaza dos bicos se encarrega da limpeza.

DO NASCIMENTO AOS 3 MESES

* **Com que freqüência devo amamentar o bebê durante a madrugada?**
Seu bebê deve ser alimentado no seio sempre que solicitar, de dia ou de noite. Aconselho que o bebê mame durante o dia com intervalos de no máximo três horas e meia e, durante a noite, somente quando ele solicitar. Dessa forma tentamos evitar que ele troque a noite pelo dia, situação em que dormiria por períodos prolongados durante o dia e mamaria mais freqüentemente à noite. Afinal, a mãe e o pai também precisam dormir...

* **Posso dar uma mamadeira para o bebê após a última mamada do dia? Tenho esperança de que ele fique mais saciado e durma um pouco mais...**
Esse é um procedimento bastante usado por mães que se sentem cansadas demais, sobretudo no final do dia. Deve, porém, ser evitado, pois é muito mais fácil a mamadeira que o leite materno. Assim, quando o bebê é alimentado com mamadeira, mesmo que seja somente uma vez ao dia, corre-se um grande risco de que abandone o aleitamento materno – exatamente pelo fato de que é mais fácil sugar a mamadeira que o seio. Se você, mãe, tiver paciência, perceberá que o bebê logo se adaptará à sua produção (assim como sua produção se adaptará às mamadas dele), e vocês entrarão num ritmo mais confortável para ambos, sem o risco de ele perder o alimento mais importante nessa etapa.

* **Eu não fazia idéia de que passaria o dia inteiro amamentando, e não tenho prazer nenhum nisso, embora saiba que faz muito bem para o bebê. Até quando isso vai durar?**

Algumas mães experimentam extremo prazer em amamentar, enquanto outras não. Isso não quer absolutamente dizer que uma seja mais mãe que a outra, ou melhor. No início da vida, os bebês mamam praticamente o tempo todo, tendendo a, com o tempo, entrar em um ritmo mais aceitável. Cabe a você, com a ajuda do pediatra, tentar acostumá-lo a ter horários compatíveis com a rotina da família.

·

* **Meus seios doem muito quando amamento. Por quê? Uma amiga falou de uma pomada de lanolina. Funciona?**
Os seios só doem quando o bebê não os suga corretamente. Nesse caso, costumam aparecer rachaduras nos mamilos, que são extremamente dolorosas. No entanto, essas fissuras podem desaparecer com a aplicação de certas pomadas. Estas devem conter componentes neutros, para não provocar intoxicações no bebê, e têm como função cobrir a área afetada, o que evita infecções locais – além de diminuir bastante as dores. Tais pomadas deverão ser prescritas pelo pediatra ou obstetra. É bom lembrar que a mãe também pode sentir dores na barriga durante a amamentação, conseqüência da contração do útero, que está voltando ao estado em que se encontrava antes do início da gravidez.

·

* **Posso usar bicos de silicone para amamentar? Quais são os prós e contras?**
Não vejo nenhum obstáculo ao uso de bicos de silicone para amamentar, desde que sejam realmente necessários. Os dois casos em que isso acontece são ausência de bicos nos mamilos ou fissuras (pequenas rachaduras) mamilares, extremamente doloridas. Vale lembrar que o uso dos bicos de silicone diminui o contato físico mãe–filho; por isso, só devem ser utilizados em casos espe-

cíficos, em que há risco de danos tanto para o bebê (não-sucção) quanto para a mãe (fissuras).

.

### * O que fazer quando o peito se enche demais?

Essa situação, que é passageira, acontece quando sua produção está acima da demanda do bebê. Com o tempo, acabará ocorrendo um equilíbrio entre a produção e o consumo. Nesse meiotempo, porém, é saudável que você pense em doar o excesso da sua produção para os bancos de leite, existentes em muitos berçários. Nesses locais há profissionais especializados, que a ensinarão a extrair e estocar o leite. Este será de extrema utilidade na alimentação de bebês prematuros internados nas unidades de terapia neonatal das maternidades. Caso não conte com bancos de leite em sua cidade, o ideal é tirar o excesso de leite manualmente, e não usando compressas (frias ou quentes), que, apesar do alívio inicial que provocam, podem piorar o quadro mais tarde. Veja a próxima resposta para saber como fazer a chamada ordenha.

.

### * Como retirar meu leite para estocá-lo e usá-lo quando eu não puder amamentar meu bebê?

Em primeiro lugar, assim como você faz para amamentar seu bebê, procure um local calmo, confortável, relaxante e que tenha poucas pessoas, de preferência somente uma, para auxiliá-la. Lave bem as mãos e esterilize o frasco onde você vai guardar o leite (fervendo-o por cinco minutos). Havendo possibilidade, tenha seu bebê ao lado. Se isso não for possível, pense nele: isso ajudará a estimular a produção.

Massageie a mama toda fazendo movimentos circulares. Em seguida, faça movimentos partindo da base da mama em direção à aréola. Ainda com os dedos, estimule os mamilos suavemente.

SYLVIO Renan Monteiro De Barros

Com o indicador e o polegar na aréola – o polegar acima do mamilo e o indicador abaixo dele –, pressione os dois dedos um pouco para dentro, em direção a seu corpo. Pressione em seguida a aréola atrás do mamilo, entre os dois dedos. Faça movimentos alternados de pressão e solte em seguida. A saída do leite pode demorar um ou dois minutos depois de iniciados os movimentos de ordenha. Se você sentir dor, descanse um pouco e recomece o processo, pois uma ordenha normal não deve doer. Após alguns minutos de coleta com movimentos por cima e por baixo do mamilo, mude para movimentos lado a lado, a fim de retirar leite de todos os quadrantes da mama.

Troque de mama a cada cinco minutos ou menos, se houver diminuição do fluxo de leite, sempre lembrando de fazer antes as massagens estimulantes. O volume de leite obtido é muito variável; portanto, não se preocupe com a quantidade. Lembre-se, porém, de que a extração costuma ser maior de manhã que à tarde.

.

* **Devo tirar o leite com bombinha?**

A melhor forma de coletar leite materno para estocagem é a que foi descrita na resposta anterior. Existem também instrumentos para a retirada de leite, as "bombinhas". No entanto, é preciso muito cuidado com esses ordenhadores mecânicos, pois eles podem provocar rachaduras nos mamilos, prejudicando as próximas mamadas do bebê. Nesses casos seu uso deve ser interrompido, voltando-se para a ordenha manual.

.

* **Há alguma forma de aumentar a quantidade do meu leite? Ouvi falar de um *spray* nasal...**

A melhor forma de aumentar a produção de leite é por meio da sucção do bebê no peito. Às vezes ocorre uma diminuição da produção de leite, facilmente corrigível em um a três dias – se o bebê persistir sugando o seio e se não lhe for dado nenhum outro tipo de leite.

Alguns alimentos são indicados tradicionalmente para aumentar a quantidade de leite produzido, mas nenhum deles tem nenhuma comprovação científica. Tome bastante líquido. Por outro lado, evite café e chocolate, que podem ser prejudiciais. O *spray* nasal, uma versão sintética do hormônio ocitocina, que tem entre suas propriedades a capacidade de produzir contrações uterinas e de aumentar a produção do leite materno, pode ser utilizado no início da fase de amamentação.

Há ainda certos casos em que se prescreve a metoclopramida, droga utilizada como antiemético (ou seja, para evitar vômitos) que em alguns casos, durante certo período, costuma ajudar na produção de leite. Seu inconveniente é que pode provocar sonolência em algumas pessoas.

**\* Amamento de duas em duas horas, mas não sinto que meus seios estão cheios. Será que meu leite acabou?**

As duas únicas formas de saber se seu leite está sendo suficiente para seu bebê são: em curto prazo, o fato de ele não apresentar sinais de fome, como choro após as mamadas ou a vontade de voltar a mamar poucos minutos depois da mamada; e em médio prazo, pouco ganho de peso, o que será constatado na consulta pediátrica. Se não houver nenhuma alteração como as descritas, você pode ficar tranqüila, pois está produzindo a quantidade exata de leite que seu bebê necessita.

**\* Devo oferecer água ou chá para o meu recém-nascido nos intervalos das mamadas?**

Recém-nascido é a definição de um bebê nos primeiros 28 dias de vida. Supõe-se que ele seja alimentado exclusivamente no seio materno. O leite materno é o ideal para seu bebê em tudo que ele necessita, aí se incluindo a água. Conclui-se, então, que não é preciso dar água ou chá a seu recém-nascido.

* **Meu bebê de 2 meses mama somente meu leite. No entanto, tem diarréia freqüentemente. Será que meu leite está contaminado?**

Não existe risco de contaminação do leite materno, a não ser em casos de mastite (infecção do seio que produz secreções purulentas que podem ser ingeridas pelo bebê). Nesse caso, ocorre inchaço da mama e dor intensa, o que facilita a identificação do problema. O que você relata refere-se à chamada "diarréia do leite materno". Não se trata de uma doença; o bebê apresenta evacuação mais líquida e freqüente, fenômeno não acompanhado de febre ou cólica, que não deixa o bebê abatido e tende a desaparecer espontaneamente.

* **Estou amamentando. Posso tomar medicamentos?**

Estudos têm comprovado que praticamente todos os medicamentos são transferidos para o bebê (em maior ou menor quantidade), devendo portanto ser evitados. No entanto, nem todos são tóxicos. Caso tenha necessidade absoluta de tomar um medicamento, pergunte a seu ginecologista e ao pediatra se o remédio pode prejudicar o bebê.

* **Meu leite pode estar prendendo o intestino do bebê?**

Quando o bebê mama somente no seio, tende a evacuar menos vezes, devido ao total aproveitamento dos constituintes do leite

DO NASCIMENTO AOS 3 MESES

materno, sem que sobrem resíduos para ser eliminados. Quando evacua, porém, as fezes têm um aspecto semilíquido, amarelo-ouro. Isso não significa que seu leite está prendendo o intestino do bebê, nem deve preocupá-la. Se ele prolongar o intervalo entre as evacuações por mais de 24 horas, entre em contato com seu pediatra para ter mais orientação.

.

**\* O que são cólicas e por que meu bebê sofre tanto com elas?**

As cólicas costumam acometer os bebês do nascimento até os 3 meses de idade, sendo mais comuns naqueles alimentados com leite artificial do que nos que só ingerem leite materno. Ocorrem devido à imaturidade do sistema digestivo do bebê, que provoca ondas de contrações intestinais em vários sentidos e gera dores mais ou menos intensas.

.

**\* Por que meu leite forma gases no bebê? É verdade que alguns alimentos aumentam a incidência de cólica?**

Gases são formados por dois motivos: a sucção de ar pelo bebê durante a mamada e a fermentação do açúcar do leite durante a digestão. Esse processo de fermentação é muito menor quando a criança mama só o leite materno, que, por ser produzido especificamente para ela, fermenta muito menos que o leite artificial. Alguns alimentos podem realmente provocar mais cólicas em bebês, desde que ingeridos por eles. Os alimentos que a mãe ingere são devidamente digeridos e metabolizados, não passando para o leite como o alimento em si – portanto, não tendem a provocar cólicas.

É importantíssimo lembrar que a cólica não é a única causa de choro do bebê. Ele pode chorar também de fome, frio, calor, por incômodo provocado por roupa e insegurança, entre outras causas. Os pais devem se lembrar sempre disso e procurar, com calma, sem passar insegurança para o bebê, determinar a causa do choro. A qualquer hora do dia ou da noite, um banho de imersão em água morna pode ser um ótimo remédio. É relaxante e permite o contato pele a pele entre pais e bebê.

·

\* **Ao ver meu bebê chorando com cólica, minha sogra disse a seguinte frase: "Mãe calma, criança sem cólica; mãe nervosa, criança com cólica". Acontece que sou calma...**
De forma simplificada, tal expressão corresponde à verdade, embora necessite de uma explicação mais detalhada: seu bebê, nas primeiras semanas de vida, é um ser totalmente dependente de você, que é a fonte de seu alimento – e, conseqüentemente, de sua felicidade. Se você, mãe, apresentar-se diante dele com insegurança, ansiedade ou medo, ele vai absorver essa informação e apresentar em seguida os mesmos sentimentos, os quais ele expressa pelo choro, que você interpretará como cólica. Por esse motivo, é muito importante que você tente se manter sempre tranqüila, conhecendo o que é normal e o que não é, informações que facilmente obterá do pediatra.

·

\* **Já me disseram que feijão, alface e até arroz integral podem provocar cólicas no bebê. Estou me alimentando com bolachas água-e-sal e água, mas as cólicas dele continuam...**
Não há muita relação entre o que você ingere e as cólicas do seu bebê. Hoje se sabe que em casos raros a ingestão de leite de vaca pela mãe pode provocar cólicas em crianças que apresentam intolerância ou alergia ao leite de vaca. As proibições restantes ainda são consideradas tabus e têm um caráter cultural e regional. No Brasil, recomenda-se a restrição de pimentas e outros condimen-

tos. No entanto, em alguns países orientais as mães consomem temperos em grande quantidade e seus bebês não têm mais cólicas que os nossos. Obviamente, se ingerir alimentos que provoquem muitos gases você se sentirá mal, e isso poderá prejudicar o relacionamento com seu bebê – mas jamais provocará mais gases nele.

.

* **Qual a melhor água para oferecer ao meu bebê de 2 meses?**

Se seu bebê é amamentado exclusivamente no seio, o que se espera que esteja acontecendo nessa idade, não existe necessidade alguma de oferecer água a ele. Se, no entanto, por algum motivo ele recebe leite artificial, deve-se oferecer-lhe água com freqüência, para que não corra risco de desidratação. A água da grande maioria das cidades do Brasil é hoje submetida a tratamentos tecnologicamente avançados, o que implica um risco mínimo de contaminação. A água mineral, por sua vez, além de não receber nenhum tipo de tratamento e ter baixo teor de flúor, insuficiente para a proteção dos dentes contra a cárie, apresenta um risco muito maior de contaminação, devido à manipulação que sofre desde o processo de coleta até o envasamento – podendo também ser contaminada na abertura dos vasilhames em sua residência.

Assim, recomendo a meus pequenos pacientes a água encanada, filtrada e fervida antes de ser oferecida, pura ou como diluente de outros alimentos, mais especificamente de mamadeiras. Caso você prefira utilizar a água mineral, ferva-a duas vezes.

.

* **Quando devo trocar o leite materno pelo de vaca? Qual o melhor tipo de leite para dar à criança que já não é mais amamentada no peito?**

O leite de vaca não deve ser introduzido na dieta de bebês com menos de 6 meses, a não ser em casos excepcionais, como ausência ou insuficiência do leite materno, impossibilidade de amamentar por conta do trabalho, algumas doenças maternas etc. Por esse motivo, prefiro não descrever aqui as propriedades de outros leites, o que será mostrado nas orientações para bebês acima de 6 meses.

**\* Apesar de eu amamentar minha filha de duas em duas horas e de ela estar ganhando peso normalmente, ela não dorme e chora muito. Será que meu leite é insuficiente? As mães mais velhas me dizem que é muito comum ocorrer isso, e o mesmo aconteceu com várias amigas...**

A insuficiência do leite materno, embora rara, pode acontecer, mas nesse caso o bebê não apresentará ganho de peso. Pode ser que seu bebê esteja chorando por excesso de roupas, cólicas ou mesmo ansiedade. Antes de pensar que seu leite é insuficiente, verifique essas outras causas comuns de choro.

Somente depois de afastadas todas essas possibilidades poderemos pensar na complementação com um leite artificial, lembrando que nessas ocasiões deveremos oferecer o complemento sempre depois de dar o leite materno, e não como substituto.

## SONO E BEM-ESTAR

**\* Li em vários livros que o recém-nascido dorme 24 horas por dia, mas meu bebê se recusa a dormir desde que nasceu. O que há de errado com ele?**

O número de horas que um bebê precisa dormir diariamente varia muito de indivíduo para indivíduo – e também de acordo com a idade. Em média, um bebê dorme cerca de 24 horas por dia logo ao nascer e chega a 1 ano dormindo doze horas por dia. Outros fatores que influenciam o sono são doenças, fome, excesso de estímulos – que diminuem as horas de sono – e quantidade de novas informações recebidas (aprendizado) – que as aumentam. Além disso, devido à grande dependência física e emocional que têm em relação aos adultos (em especial às mães), os bebês são extremamente sensíveis às variações do ambiente. Assim, a tensão, preocupação, angústia ou insegurança da mãe se transferem para o bebê, que reage com comportamentos "anormais", como choro intenso, cólicas e insônia, entre outros. Se a mãe não se dá conta ou não é informada de que seu bebê está apenas reagindo a estímulos maternos, corre-se o risco de se iniciar aí um círculo vicioso, em que as reações do bebê às instabilidades emocionais da mãe produzem mais insegurança, o que retroalimenta as reações do bebê.

. 

* **Em que posição o recém-nascido deve dormir para não engasgar?**

A posição ideal para acomodar o recém-nascido, principalmente após as mamadas, é de lado, com um apoio nas costas (do tipo segura-nenê – veja a próxima pergunta), para que ele possa se manter nessa posição. Alguns sugerem que permaneça de preferência sobre o lado esquerdo, porque isso diminuiria o risco do refluxo. Eu acredito que baste a posição lateral, qualquer que seja o lado, para diminuir consideravelmente o risco de aspiração em caso de regurgitação.

. 

* **Até que idade devo usar o segura-nenê?**

O segura-nenê dá segurança às mães, pois mantém o bebê em posição lateral, diminuindo o risco de aspiração da regurgitação.

SYLVIO Renan Monteiro De Barros

Deve ser usado enquanto o bebê ainda não se movimenta muito durante o sono, o que costuma acontecer até o fim do primeiro trimestre, a partir de quando o segura-nenê não consegue mais contê-lo.

**\* O bebê deve usar travesseiro? De que tipo?**
O travesseiro provavelmente foi inventado por um de nossos ancestrais pré-históricos que, ao se deitar de lado, ficou com a cabeça inclinada, sentiu dor e decidiu apoiá-la numa pedra ou pedaço de madeira, no intuito de corrigir a diferença de altura entre a cabeça e o chão. Seu bebê, além de ter uma diferença de altura mínima em virtude de seu tamanho, não dorme habitualmente de lado depois dos 3 meses, movimentando-se todo o tempo, ficando ora de bruços, ora de lado, ora de costas. Dessa forma, não vejo nenhuma necessidade de o bebê usar travesseiro, pelo menos no primeiro ano de vida. Depois disso, pode-se utilizar um travesseiro fino, macio e não-alergênico.

**\* Meu bebê adormece mamando, mas acorda assim que eu o coloco no berço. Como posso evitar isso?**
Após a mamada, ao colocá-lo no berço, fique um tempo ao seu lado. Se ele começar a chorar, não o retire do berço: diga-lhe delicadamente algumas palavras de carinho e acaricie-o. Assim que se sentir seguro, embora não esteja em seu colo, voltará a adormecer.

**\* Minha mãe me disse que eu deveria expor meu bebê a diversos ruídos, para que ele se acostumasse a dormir em qualquer ambiente. No entanto, ele só dorme no mais absoluto silêncio. Estou acostumando-o mal?**

Como diz o ditado, nem tanto ao céu, nem tanto à terra. Durante o sono do bebê, devem ser mantidos os ruídos normais da casa. A conversa será em tom natural, sem sussurrar, mas também sem gritos. A descarga do toalete será acionada após o uso, a televisão permanecerá em um volume que permita à família compreender os diálogos etc. Mas não vejo necessidade de colocar o volume no máximo apenas para acostumá-lo. Ele deve se habituar aos ruídos *normais*. Assim como nós, ele também se irritará com ruídos excessivos.

\*

**\* Como saber por que o bebê está chorando?**

É preciso verificar, com muita calma, se ele está com fome, sede, roupas que machucam, cólicas (nesse caso, a criança geralmente se contorce), fezes ou urina na fralda, assaduras etc. O mais importante é que você não entre em pânico, pois uma das causas mais comuns do choro de bebês recém-nascidos é a angústia das mães inexperientes.

\*

**\* Meu bebê de 7 dias tem cólicas horríveis, mas me dizem que não se trata de cólica, e sim de fome. Quem tem razão?**

A resposta mais correta seria: quem tem razão é a balança! Isso porque uma criança mal alimentada (no caso, por falta do leite materno) não apresentará ganho de peso adequado. Portanto, se seu bebê chora demasiadamente, converse com seu pediatra. Ele a orientará e dirá se há a necessidade de pesá-lo para verificar se seu leite está ou não sendo suficiente para o bebê.

\*

**\* O que é funchicória? Funciona?**

A funchicória é um pó obtido da erva-doce ou funcho. É adocicada e tem consistência semelhante à do açúcar. Afirmam alguns que ela tem efeito relaxante e sedativo, podendo ser benéfica no tratamento sintomático da cólica. Contudo, nada disso foi ainda confirmado cientificamente, e seu uso excessivo pode ser prejudicial, havendo relatos esporádicos de sedação excessiva, inclusive com paradas respiratórias. Não deve, pois, ser utilizada sem supervisão médica, sob risco de prejudicar a saúde do bebê. Alguns trabalhos científicos recentes têm tentado comprovar que o açúcar em si pode ter algum efeito "analgésico", mas são ainda poucos os estudos – e pouco comprobatórios.

\* **O chá evita cólicas?**
Como até os 3 meses o mais comum é o seu bebê estar mamando no seio, o que provoca poucas cólicas, não é aconselhável oferecer chás. Estes, além de induzirem ao desmame indesejável, podem provocar mais cólicas devido à presença de açúcares que são acrescentados a eles. Os açúcares fermentam e aumentam a quantidade de gases, o que piora a dor.

\* **Quando está com cólica, meu bebê faz movimentos com a boca indicando que quer mamar. Devo oferecer o peito?**
Quando tem cólicas, seu bebê faz vários movimentos, quer com os bracinhos e as perninhas, quer com o tronco, como também com a boca, parecendo querer mamar, mesmo que ele tenha mamado há pouco e esteja sem fome. Isso não quer dizer que você não deva amamentá-lo. Pelo contrário, a sucção do seio pode acalmá-lo devido ao contato com você, melhorando as cólicas. Ademais, os bebês têm um reflexo de sucção muito acentuado, e, ao toque da boca com qualquer objeto, seja uma blusa, um dedo ou um cobertor, imediatamente dirigem os lábios para o objeto e sugam. Isso não é fome; é um reflexo natural.

DO nascimento aos 3 meses

**\* Meu bebê não arrota de jeito nenhum. Isso pode ser prejudicial? Por que devo esperar o bebê arrotar antes de deitá-lo?**
Arrotar após as mamadas é a forma como o bebê elimina gases contidos no estômago. Ocorre com mais freqüência quando ele recebe leite artificial em relação ao leite materno. Isso porque, ao mamar no seio, a sucção não permite a entrada de ar que seria engolido por ele, acumulando-se no estômago. Além disso, por ser o leite materno totalmente adaptado para o consumo do bebê, provoca menos fermentação, que também produz gases. No entanto, o processo de digestão do leite materno também pode provocar gases. Por isso, após as mamadas, deixe seu bebê por cerca de cinco minutos no colo, em posição vertical – além de favorecer a eliminação de gases evita os soluços. Mesmo que ele não arrote, coloque-o em seguida no berço, tomando o cuidado de deitá-lo sempre de lado, para evitar a aspiração em caso de regurgitação.

**\* Quando aparecem os primeiros dentinhos? Eles provocam febre? Tiram o apetite do bebê? Pode-se dar algum remédio para aliviar a dor?**
Os primeiros dentes surgem entre os 5 e os 18 meses. Nessa época, ocorre uma redução natural da imunidade, pois diminui a quantidade de anticorpos recebidos da mãe (por meio do sangue, na gravidez, e do leite materno). Assim, a criança apresenta freqüentemente viroses com febre esporádica, o que muitas vezes é confundido pelas mães com "febre dos dentes". A dentição leva à perda do apetite, com evacuações discretamente mais ressecadas ou amolecidas, e com dor local, devida a um pequeno grau de inflamação na gengiva. Pode-se dar, em casos de choro mais forte, o analgésico prescrito pelo pediatra.

SYLVIO Renan Monteiro De Barros

\* **Antes de meu filho nascer eu era contra o uso da chupeta, mas agora eu adoraria que ele a aceitasse e parasse um pouco de chorar... Estou ficando louca?**
Com certeza não! O que está ocorrendo com você acontece com muitas mães (posso dizer até com a maioria). A atitude que você tomou antes do nascimento do seu bebê é, como toda atitude radical, errada. Há bebês que jamais necessitam de chupeta. Outros, porém, por terem o reflexo de sucção aumentado, precisam desse subterfúgio para se acalmar. Não é à toa que chupeta em inglês se diz *pacifier*, que literalmente significa "pacificadora".

\* **O que é refluxo? Por que atualmente se fala tanto nisso?**
O refluxo gastroesofágico (RGE) é comum em bebês, crianças e adolescentes. De acordo com algumas pesquisas, o vômito recorrente ocorre em dois terços dos bebês aos 4 meses de idade, mas somente em 5% a 10% dos bebês com 1 ano. O esôfago do bebê é proporcionalmente mais curto e estreito que o do adulto. Sua alimentação é basicamente líquida. Sua musculatura é imatura, levando-o a passar a maior parte do tempo deitado, mesmo depois de alimentado. Além disso, o bebê tende a ingerir uma quantidade de alimentos maior do que a que seu estômago pode conter. Por esse motivo, tende a apresentar refluxo, com regurgitações e vômitos após as refeições. Assim, o refluxo gastroesofágico é comum em crianças com menos de 1 ano. Em crianças normais, sua incidência varia entre 18% e 40%. A maioria deixa de manifestar tal quadro quando chega aos 18 meses ou 2 anos de idade, à medida que vão amadurecendo, comendo alimentos mais sólidos e passando mais tempo em posição vertical. Isso é o que denominamos refluxo gastroesofágico fisiológico *normal*,

que não afeta o crescimento e o desenvolvimento do bebê e não provoca outros desconfortos.

Chamamos de doença do refluxo gastroesofágico (DRGE) a presença do quadro descrito acompanhado de falha no crescimento, anemia, esofagite, sibilos (sintomas típicos) ou chiados, apnéia, pneumonia e sinusite crônica (atípicos). Essa doença só pode ser detectada por meio de exames, que também determinam a gravidade e indicam o tratamento mais apropriado.

O que verificamos atualmente é uma incidência muito alta de casos da doença, com diagnósticos positivos e tratamentos prescritos sem que tenham sido efetuados exames complementares suficientes. Isso leva a gastos desnecessários, desconforto para os bebês – que são medicados sem necessidade – e à vulgarização de uma doença que tem uma incidência razoável em crianças, mas muito menor em relação à que constatamos na atualidade.

## IMUNIZAÇÃO

* **Quais são as vacinas que a criança deve tomar nesta fase e não estão no calendário básico de vacinação do governo? Elas são mesmo necessárias?**

As vacinas que não fazem parte do calendário oficial seguido nas unidades básicas de saúde variam nas diversas regiões do país. Em regiões endêmicas de febre amarela, indica-se o uso rotineiro desta vacina. Em alguns estados do Brasil ainda não se aplica a vacina tríplice viral, contra sarampo, caxumba e rubéola. Porém, todas essas vacinas são extremamente importantes para prevenir doenças infectocontagiosas, não sendo aplicadas gratuitamente apenas por problemas econômicos, políticos e sociais.

De qualquer maneira, estamos falando de vacinas utilíssimas e indicadas para todas as crianças. São elas:

SYLVIO Renan Monteiro De Barros

- A vacina conjugada contra meningite C, devendo-se aplicar duas doses no primeiro ano de vida e um reforço no segundo ano.

- A antipneumocócica 7-valente, contra as doenças provocadas pelo pneumococo, principalmente a meningite pneumocócica, que consiste em três doses no primeiro ano de vida e um reforço no segundo.

- A vacina contra varicela, sendo indicada a aplicação de uma dose com um 1 de idade e um reforço entre 4 e 8 anos.

- A vacina contra hepatite A, que deve ser dada em duas doses, com intervalo de seis meses.

Sempre que surgirem novas vacinas, o pediatra deve ser consultado.

* **Quem controla a carteira de vacinação, os pais ou o pediatra?**

A carteira de vacinação é de suma importância para a proteção da criança e deve estar sempre atualizada. Essa atualização é, muitas vezes, exigida para que os pais possam matricular a criança na escola. Dada tal importância, ela deve ser controlada pelos pais, mas sempre com a orientação do pediatra, que vai informá-los sobre as vacinas de rotina e campanhas eventuais. Assim, toda vez que você levar seu filho a uma consulta pediátrica, seja ela de rotina ou emergência, apresente a ele a carteira de vacinação.

* **Se a criança tem acompanhamento particular do pediatra, precisa ser vacinada quando ocorrem as campanhas contra pólio?**

Toda campanha de vacinação tem a função de imunizar determinada coletividade. Assim, deve ser estendida ao maior número

DO nascimento aos 3 meses

possível de pessoas daquela população. Porém, algumas condições contra-indicam sua aplicação. Por isso, é aconselhável sempre consultar o pediatra sobre a necessidade ou não de vacinar seu filho nessas ocasiões.

* **Meu marido acha que as vacinas do posto de saúde são mais confiáveis que as oferecidas no consultório do pediatra. Ele alega que pode faltar luz e que as vacinas podem ficar sem refrigeração, o que não acontece nos postos, que têm geradores. Ele tem razão?**

Confesso que já ouvi também afirmações opostas a esta, em que se considera que as vacinas oferecidas nas clínicas particulares ou em consultórios são mais confiáveis que as do posto de saúde. Ambas não correspondem à verdade. A maioria das vacinas utilizadas em pediatria é muito semelhante (algumas delas são até idênticas), não importando se aplicadas em rede pública ou privada. Nos dois casos, há um rigoroso controle do estoque de vacinas, com termômetros que informam as temperaturas máxima e mínima do refrigerador onde elas estão estocadas.

Paralelamente a isso, clínicas e consultórios particulares utilizam-se do sistema *just in time*: as vacinas são entregues em menos de 24 horas, em regime de cadeia fria (mantidas à temperatura ideal durante todo o transporte, até a entrega), o que diminui ainda mais o risco de perdas. A única diferença real é que, quando aplicadas no próprio local da consulta, tornam-se uma facilidade para os pais, com maior conforto, apesar do ônus. Algumas vacinas que considero de grande importância para a prevenção de doenças não são fornecidas pela rede pública, devendo ser recebidas exclusivamente em clínicas ou consultórios privados.

SYLVIO Renan Monteiro De Barros

* **As vacinas realmente provocam reações, como febre, dor local etc.? Se meu filho não teve nenhuma reação até agora, pode ter em uma próxima vacinação?**
Todas as vacinas, assim como todos os medicamentos, podem apresentar reações adversas ou efeitos colaterais. O uso é indicado quando seus benefícios ultrapassam muito os problemas que elas possam causar. A reação mais comum das vacinas é um quadro febril, que pode aparecer, dependendo da vacina, em um período de um a dez dias da aplicação. O fato de uma criança não apresentar febre à primeira aplicação talvez seja indicativo de menor risco de reação na próxima aplicação, mas não se pode afirmar com certeza que ela não terá reações.

## MEDICAÇÃO

* **Devo ter uma farmacinha em casa? O que ela deve conter?**
Sim, é altamente aconselhável manter uma farmacinha em casa – para ter os medicamentos à mão em uma emergência –, além de termômetro e material para curativos. A lista desses medicamentos deve ser fornecida pelo pediatra; jamais deverão ser utilizados sem a orientação dele. Servem apenas como comodidade, para evitar sair de madrugada à procura de um remédio que poderíamos ter guardado em casa.

* **Se meu filho tem febre ou dor, posso medicá-lo sem falar com o pediatra?**
Desaconselho toda e qualquer medicação para crianças sem a orientação do pediatra. Além do risco de medicar erroneamente a criança, esta, em virtude de seu crescimento e desenvolvimento,

tem necessidade de dosagens diferentes da medicação de acordo com sua idade, seu peso e sua área corpórea.

.

## * A criança deve tomar alguma vitamina no primeiro ano de vida?

Uma criança normal, amamentada no seio e exposta regularmente à luz solar não necessita de nenhum complemento alimentar ou vitamínico nessa faixa de idade. As inúmeras pesquisas apresentadas nos últimos anos levam a resultados controversos e jamais conseguiram comprovar a necessidade ou não de vitaminas no primeiro ano de vida. Habitualmente, no Brasil e em muitos outros países, os pediatras prescrevem de 200 a 400 mg de vitamina D por dia aos pacientes. Não existe nenhum estudo que demonstre efeito colateral de tal prescrição, e sabe-se que só com ingestão superior a 1000 mg por dia pode haver risco de intoxicação. Por essa razão, ainda se prescreve empiricamente a vitamina D nas doses mencionadas antes, e em geral em associação com a vitamina A.

.

## * Qual deve ser o procedimento em caso de febre?

Aconselho o uso de antitérmicos como ibuprofeno, paracetamol ou dipirona, de acordo com a orientação pediátrica e quando a temperatura estiver acima de 37,8°C. Abaixo desse nível, somente se a criança demonstrar sinais de dor. Se a temperatura estiver mais elevada (acima de 38,5°C), sugiro um banho de imersão em água tépida. O ideal é que a temperatura da água esteja 2°C abaixo da temperatura da criança naquele momento. Por exemplo, se a criança apresenta uma temperatura de 39,2°C, a temperatura da água deverá ser de 37,2°C. Recomendo que você leia a resposta seguinte para saber quando deve ligar para o pediatra.

SYLVIO Renan Monteiro De Barros

* **Se meu bebê tiver febre, quando devo ligar para o pediatra?**
Vale a pena utilizar a tabela a seguir. Você não precisará se preocupar de estar aborrecendo o pediatra, nem correrá o risco de deixar passar alguma alteração importante despercebida.

| SE A CRIANÇA... | LIGUE PARA O PEDIATRA... |
|---|---|
| TEM MENOS DE 3 MESES | imediatamente, se apresentar temperatura maior que 37,5°C. |
| TEM DE 3 A 6 MESES | se a temperatura for maior que 37,5°C e acompanhada de outros sintomas, como choro de dor, tosse etc. |
| TEM DE 6 A 12 MESES | se a temperatura ultrapassar 38°C e for acompanhada de outros sintomas, como dores (de ouvido, garganta), tosse etc. |
| TEM MAIS DE 1 ANO | se a febre perturba a alimentação, o sono ou as brincadeiras, ou se durar mais de 24 horas. |
| EM QUALQUER IDADE | imediatamente se a febre for acompanhada de confusão, delírio ou alucinações, rigidez da nuca, convulsões ou vermelhidão no corpo. |

## ORIENTAÇÕES GERAIS

* **Com que freqüência e até que idade meu filho deve ir ao pediatra?**
O ideal para um bom acompanhamento do desenvolvimento físico e mental de uma criança é que ela seja avaliada pelo pediatra mensalmente no primeiro ano, trimestralmente no segundo, semestralmente a partir de então, até os 5 anos, e anualmente até completar 21 anos, quando, já adulta, ela deixa de ser acompanhada pelo pediatra.

## * Em que horário minha filha deve tomar sol?

Seu bebê pode ficar exposto ao sol a partir dos 2 meses de idade, em horários de pouca insolação – antes das 10h ou após as 17h. Isso porque, nos horários mais próximos do meio-dia, ocorre um aumento das irradiações tanto ultravioleta quanto infravermelha, que são danosas para a pele em geral – principalmente para a pele delicada do bebê. Em curto prazo, essas irradiações podem provocar queimaduras; em longo prazo, estimulam o desenvolvimento de lesões, inclusive cancerosas. Aconselha-se ainda, em regiões de grande insolação (caso do Brasil), o uso de protetores solares, para diminuir os efeitos nocivos de tais raios. Dê preferência a produtos fabricados especialmente para a pele do bebê.

De qualquer maneira, a exposição precisa ser progressiva. Comece com um ou dois minutos de exposição solar nas pernas e aumente gradativamente a área exposta e o tempo de exposição, até chegar ao corpo todo e aos quarenta minutos diários. O uso de chapéu é indicado.

## * A partir de que idade posso levar meu filho à praia?

O banho de sol pode ser tomado a partir dos 2 meses de idade em qualquer local, inclusive a praia, respeitando-se os limites de horário e duração. No caso de bebês muito pequenos, deve-se, entretanto, evitar contato com a areia e a água do mar, devido ao risco de contaminação.

## * A partir de que idade minha filha pode entrar em piscina?

Não vejo nenhum inconveniente em deixar seu bebê de qualquer idade, sob sua proteção, nos dias de calor, em uma piscina inflável, rasa, com água da rede pública de sua cidade. Já em piscinas maiores haverá sempre o risco de contaminação, principalmente nas de uso coletivo. Cuidados especiais: manter sempre seu bebê sob sua supervisão direta, protegendo-o com o corpo; evitar exposições prolongadas ao sol ou fora dos horários recomendados; e cuidar para que ele não aspire água, para evitar engasgamento.

* **Quanto tempo após o fim da mamada devo esperar para dar banho em meu filho?**

Essa dúvida está intrinsecamente ligada a um tabu que todos nós conhecemos: "Não se pode tomar banho depois de comer, porque provoca indigestão". No entanto, essa situação só ocorreria em caso de ingestão de grande quantidade de alimento, seguida de um banho suficientemente quente para provocar uma significativa vasodilatação periférica (no nível da pele) – o que não é o caso do bebê, pois a temperatura necessária para isso está bem acima do que ele pode suportar. Com a ingestão normal de uma mamada e com a temperatura normal do banho (veja a seguir), não existe essa possibilidade. Mas como tabus são tabus, aconselho minhas pacientes a banhar os filhos uma hora após as refeições. Não fará mal para o bebê e a mãe não se sujeitará a preocupações desnecessárias.

* **Qual a temperatura ideal para o banho do bebê?**

No Brasil temos o hábito de tomar banhos muito quentes, o que não é bom para a pele nem para a saúde geral. Há uma tendência natural de transferir essa cultura aos nossos filhos desde os primeiros banhos. A temperatura ideal para o banho do bebê varia de 32°C a 36°C. No entanto, nossos bebês tomam banhos a temperaturas de até 50°C! Nos Estados Unidos, a temperatura máxima da água aquecida em uma residência não deve passar de 48°C, para evitar os acidentes de queimadura, que eram muito comuns. Isso não significa que o banho deva ser a essa temperatura, que é a MÁXIMA indicada para a água que sai da torneira. A temperatura ideal, segundo livros e revistas americanos, deve ser de 27°C a 32°C.

* **O que são as bolinhas vermelhas que surgem no corpo do meu bebê, principalmente no calor?**

Nós, seres humanos, possuímos em toda extensão do corpo pequenas glândulas chamadas sudoríparas. Estas, ao eliminar água (suor), diminuem a temperatura do corpo, fato que ocorre naturalmente em maior escala nos dias mais quentes. Os bebês, no entanto, nascem com poucas dessas glândulas funcionando normalmente e com inúmeras glândulas que já têm capacidade de produzir o suor a ser eliminado, mas não têm como conduzi-lo para fora do corpo. Assim, o líquido fica contido no interior da glândula, provocando uma pequena reação inflamatória do organismo e formando pequenos círculos avermelhados, que podem se estender por várias partes do corpo. Essa alteração é denominada sudâmine ou miliária, vulgarmente chamada brotoeja. Para evitar esse inconveniente, deve-se deixar a criança, em dias mais quentes e úmidos, com o mínimo de roupa, dar-lhe mais banhos mornos (não muito quentes) e utilizar loções hidratantes neutras.

* **O que fazer quando o bebê engasga?**

Se o seu bebê está engasgado mas chora e tosse, você não deve se preocupar. É um engasgamento apenas parcial. Deixe que ele tussa bastante, pois tossir é a melhor forma de expulsar o que quer que tenha provocado o engasgamento. No entanto, se ele não consegue chorar nem tossir, mesmo que abra a boca na tentativa de fazê-lo, e está com as faces avermelhadas ou arroxeadas, são necessárias medidas urgentes.

Em primeiro lugar, peça a alguém que ligue imediatamente para um serviço de emergência (Samu, por exemplo). Concomitantemente a isso, coloque o bebê no colo, de bruços, com a cabeça mais baixa que o tronco. Com uma mão, comprima a parte da frente do seu tórax e, com a outra mão, a parte de trás, forçando a saída de ar dos pulmões. Na maioria das vezes, essa manobra costuma retirar o bebê da situação de emergência.

* **Por que meu filho tem umbigo saltado? Colocar uma moeda no umbigo resolve?**

Existem basicamente duas causas de "umbigo saltado". A primeira é o umbigo cutâneo, que não é uma anormalidade, mas uma situação em que a extensão de pele da base do umbigo continua exposta mesmo após a queda do umbigo. Nesse caso, o umbigo saltado aparece logo após o nascimento. A segunda causa é a hérnia umbilical, alteração em que existe uma frouxidão dos músculos do abdome, permitindo a presença de alças intestinais na região do umbigo. Esse tipo de hérnia pode aparecer com o nascimento ou mais tarde, em qualquer fase da vida do bebê. Essa situação merece ser bem acompanhada pelo pediatra, pois em muitos casos pode haver necessidade de uma operação cirúrgica para corrigir o problema. A colocação de moeda sobre o umbigo (prendendo-a com esparadrapo) se baseia no princípio de que, se mantivermos a região coberta, ocorrerá o fechamento da hérnia. Além de tal princípio não corresponder à realidade, a moeda não consegue cumprir essa função devido à elasticidade da pele, ficando habitualmente solta entre o esparadrapo e a parede abdominal.

DO nascimento aos 3 meses

**\* Por que o pênis do meu bebê é fechado? É preciso fazer circuncisão?**

Quase todos os bebês nascem com a pele do pênis (prepúcio) cobrindo a cabeça (glande), impedindo que seja exposta. E quase toda as crianças chegam aos 12 anos expondo completamente a glande. O pênis tem duas funções: urinária e sexual. A função sexual só se inicia após os 12 anos. Se o seu bebê está urinando normalmente e nunca apresentou infecção urinária ou do pênis, não existe motivo para preocupação.

**\* Quanto tempo devo esperar para furar as orelhas da minha recém-nascida? Qual é o local ideal para fazê-lo?**

A colocação de brincos, embora tenha função puramente estética, tornou-se cultural em alguns países do mundo, entre eles o Brasil. Por isso, não vejo nada de errado em colocá-los. A perfuração dos lobos das orelhas pode ser feita em qualquer fase da vida, não havendo, como alguns pensam, um período em que doa menos ou seja menos traumática. O importante é que seja realizada por pessoa com experiência e seja feita com assepsia suficiente para evitar infecções posteriores.

**\* A temperatura do corpo do bebê é igual à de um adulto?**

Sim, a temperatura normal do corpo humano varia de 35,5 °C a 37,5 °C, e também nos bebês. A grande diferença é que o bebê ainda não tem controle total da manutenção dessa temperatura. Isso significa que, quando o ambiente está muito quente, ele não consegue resfriar-se a ponto de manter sua temperatura corpórea, o mesmo ocorrendo em um meio ambiente frio. Assim, temos nós de nos preocupar com isso, evitando agasalhá-lo demasiadamente nos dias quentes ou deixá-lo desagasalhado nos dias frios.

## \* Como evitar as assaduras?

Para evitar assaduras, você deve trocar as fraldas de seu bebê com bastante freqüência, evitando deixá-lo molhado ou em contato com as fezes, além de, nas trocas, aplicar substâncias neutras (óleos ou cremes) e sem perfume após a limpeza, o que ajudará a evitar o contato da pele delicada do bebê com as secreções. Quando se inicia uma irritação na área das fraldas, muitas vezes basta trocar de marca. Se, mesmo assim, persistir alguma irritação ou vermelhidão na região genital, entre em contato com o pediatra. Ele a orientará quanto ao melhor tratamento, dependendo do tipo de lesão e de sua possível causa.

## \* Por que o bebê soluça tanto?

Até cerca de 6 meses de idade o bebê, por imaturidade de seu sistema neurológico, pode apresentar contrações periódicas do diafragma (músculo que forma uma parede separando o tórax do abdome). Essas contrações bruscas pressionam o ar dos pulmões para o exterior e provocam um ruído típico emitido pela glote, onde se situam as cordas vocais. Qualquer estímulo no diafragma, como estômago cheio (após a mamada), gases ou choque térmico, causando contração brusca, pode iniciar um período de soluços. Para evitar o soluço, troque o bebê em local com temperatura ambiente agradável, prevenindo o choque térmico; evite amamentações prolongadas no seio, deixando o bebê sem mamar em pequenos intervalos; coloque-o para arrotar após as mamadas. Tratamento não há. Mas mesmo assim você não

DO nascimento aos 3 meses

deve se preocupar, pois tais soluços a incomodam muito mais do que incomodam o seu bebê.

\*

**\* O umbigo do meu bebê caiu ontem e ainda há sangramento. Isso é grave?**

Se o sangramento é leve, apenas sujando a fralda, é normal. Continue a usar o álcool a 70% prescrito no berçário e em dois ou três dias o umbigo cicatrizará e o sangramento desaparecerá. Se, no entanto, esse sangramento for forte e contínuo, entre em contato com seu pediatra imediatamente, para ter melhor orientação ou uma provável visita para avaliação médica.

\*

**\* Há alguns dias surgiram crostas na cabeça do meu bebê, e hoje elas apareceram também na testa. Como resolver isso?**

Essa afecção, conhecida como crosta láctea, é uma manifestação da dermatite seborréica, muito comum em bebês, sem grande repercussão. Ocorre em geral no couro cabeludo, estendendo-se ocasionalmente às sobrancelhas. Em casos mais graves, pode acometer toda a face e se estender até o tronco. Na ocorrência mais simples basta amaciar a secreção com óleo neutro (de amêndoas doces ou óleo mineral) antes do banho. Em seguida, ao lavar a cabeça, deve-se esfregar com um pouco mais de energia o sabonete (neutro, naturalmente) para que as crostas se desprendam. Os casos mais extensos requerem tratamento intensivo, que deve ser feito sob orientação do pediatra.

~

## NOS BASTIDORES DO CONSULTÓRIO...

Certa vez, recebi em meu consultório um pequeno paciente de 4 anos de idade, que já não comparecia mais às consultas desde que completara 2 anos. Era uma criança muito saudável, com raros casos de febre passageira, devida a viroses banais. Naquele dia, ele estava febril e com tosse. Diagnostiquei uma infecção de garganta e prescrevi um antibiótico. Vinte dias depois ele voltou à consulta, agora com um quadro de diarréia e vômitos. Quinze dias depois, ele retornou com infecção urinária. Como tal incidência de infecções não é comum em uma criança daquela idade, questionei se a família estava vivendo algum problema – como mudança de endereço, morte de ascendentes (avó, avô etc.), separação dos pais ou algo mais que pudesse estar afetando seu estado emocional, levando a uma conseqüente queda da imunidade. A mãe negou todas essas situações. Em tom jocoso, afirmei-lhe: "Então você está grávida". Ela riu muito e também negou. Duas semanas depois, em uma consulta de retorno para avaliar o resultado de exames solicitados, a mãe me informou que estava realmente grávida, mas ainda não sabia na ocasião da consulta anterior. Então eu lhe disse: "Você não sabia, mas seu filho sim". Esse caso mostra como as crianças são sensíveis e que qualquer alteração no cotidiano do bebê pode afetá-lo muito mais do que imaginamos.

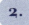

# DOS 3 AOS 6 meses

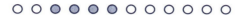

*Este é um período de novos desafios para você e para o bebê, que se desenvolve rapidamente e interage cada vez mais com os pais. Agora ele passa mais tempo acordado e aumenta o intervalo entre as mamadas, além de começar a rolar. Veja a seguir as dúvidas mais comuns das mães com bebês nessa faixa etária.*

~

## ALIMENTAÇÃO

* **Meu leite diminuiu muito e o meu filho chora de fome. Preciso complementar a amamentação com leite em pó, mas temo que o meu bebê largue o peito. Que devo fazer?**
 Quando é extremamente necessário e para evitar que seu bebê abandone a amamentação no seio, pode-se utilizar a técnica de complementação, que se realiza oferecendo leite artificial após a oferta do leite materno. Há um risco maior de o bebê abandonar o leite materno quando se suplementa uma mamada, substituindo-o pela mamadeira em vez de complementá-lo. Por outro lado, tal-

vez seu bebê se satisfaça com um leite artificial após consumir o seu, mas sem substituí-lo.

**\* Estou complementando a amamentação no seio com mamadeira. Ontem, depois de mamar no peito e na mamadeira, meu bebê se pôs a berrar assim que o coloquei no berço. Por quê?**
O leite artificial, por ser digerido com mais dificuldade, uma vez que, diferentemente do leite materno, não foi produzido exclusivamente para seu bebê, provoca muitos gases e cólicas, sendo o provável causador dessa crise de choro após a mamada. Converse com o pediatra e verifique a possibilidade de dar somente o leite materno ou, em caso negativo, mudar o leite que lhe foi oferecido na mamadeira.
O choro também pode ter acontecido por que o bebê sentiu falta do aconchego do seu seio. Nesse caso, coloque-o no peito após oferecer a mamadeira. Mesmo que ele não mame, a sensação de segurança provocada por esse contato é muito benéfica.

**\* Minha filha de 4 meses não mama mais no peito. Devo começar a oferecer suco de fruta?**
Quando seu bebê, por algum motivo, passa a receber outro leite que não o materno, é aconselhável passar a oferecer outros alimentos. Comece com sucos de fruta, devido à sua fácil aceitação e digestão. Veja mais informações na seção "Alimentação" do capítulo 3.

**\* Devo voltar ao trabalho daqui a quinze dias e não poderei mais amamentar meu bebê. Como devo proceder?**
Inicialmente vale mencionar que quinze dias é um tempo muito curto para adaptar o bebê à mudança de hábitos alimen-

DOS 3 AOS 6 meses

tares. Uma estratégia apropriada para tal mudança já deveria ter sido iniciada, por você e pelo seu pediatra. As opções são, quanto à amamentação, ou tentar retirar seu leite e estocá-lo para ser oferecido em sua ausência, ou adaptar seu bebê a algum dos substitutos que existem no mercado. Ao mesmo tempo, promova uma aceleração na introdução de outros alimentos, como frutas, legumes, cereais etc., a fim de, com uma dieta mais diversificada, manter o desenvolvimento do bebê dentro de parâmetros normais.

## SONO E BEM-ESTAR

**\* Como devo lidar com a rotina de sono da minha filha? Quantas sonecas por dia ela deve tirar?**

A distribuição do período de sono é individual, mas, em regra, os bebês inicialmente dormem quase 24 horas por dia, acordando somente para mamar. Com o passar do tempo, começam a tirar duas sonecas: uma pela manhã, que tem duração variável, e outra à tarde, geralmente um pouco mais longa que a da manhã. Um terceiro período de sono, bem mais prolongado, se dá durante a noite.

**\* Meu bebê não pega no sono sozinho. Ele vai ficar mal-acostumado se eu niná-lo nos braços até ele adormecer?**

Durante o primeiro semestre da vida, o bebê tem uma grande necessidade de contato com a mãe, sua protetora, que até poucos meses o envolvia em seu ventre. Assim, no início você pode niná-lo em seus braços, mas lembre-se da velocidade de crescimento de seu bebê, medida toda vez que você vai à consulta pediátrica. Dentro em breve você não suportará mais contê-lo por muito tempo

SYLVIO Renan Monteiro De Barros

nos braços. Portanto, comece cedo a habituá-lo com o berço, deitando-o e permanecendo ao lado por alguns instantes, sorrindo, cantando ou dizendo-lhe coisas relaxantes até que ele adormeça.

*

**\* Minha filha não dorme nem de dia nem de noite e fica muito irritadiça e até agressiva. Eu acho que ela tem algum problema neurológico, mas o pediatra disse que é besteira fazer um eletroencefalograma. Quem tem razão?**

O eletroencefalograma, ao contrário do que imagina a maioria das pessoas, não é um exame que diagnostique problemas neurológicos outros que não a epilepsia. Sua filha tem uma probabilidade muito maior de estar com problemas de adaptação ao meio exterior, de insegurança e/ou ansiedade, que são as causas mais comuns de choro nessa fase. Somente o acompanhamento de seu desenvolvimento neuropsicomotor poderá dar indicação de algum problema neurológico, e, se ela o tiver, é pouco provável que a irritabilidade seja um de seus sintomas.

*

**\* Por que meu bebê chora dormindo?**

O bebê vive um momento muito especial da trajetória humana, em que todas as informações são novas para ele, que, tendo um potencial imenso de aprendizado, absorve todos esses estímulos. Durante o sono, essas informações são processadas e armazenadas na memória dele, sendo revividas, e o corpo reage como se elas fossem reais. Assim, se a informação foi triste ou dolorida, ele chora. Se foi alegre ou engraçada, ele ri; às vezes até gargalha. Se a informação é de algum movimento efetuado, ele chuta, bate, gira a cabeça etc. Somente assim ele conseguirá formar o repertório de informações que compõem sua memória. Por isso, você não deve se preocupar com essas ocorrências; são reações normais.

DOS 3 AOS 6 meses

* **A licença-maternidade terminou e preciso voltar ao trabalho. Embora eu já tenha iniciado a adaptação da minha filha no berçário, temo que ela seja muito pequena para conviver com outras crianças e passar o dia todo fora de casa. Será que devo procurar uma babá?**
Isso é muito pessoal. Qualquer uma das duas hipóteses ou outras que surgirem sempre vão deixá-la apreensiva. Tenho certeza de que você teme o que possa acontecer com ela sozinha com a babá, por mais confiança que tenha nessa profissional. Como você já iniciou o processo na escolinha, acho melhor mantê-la e, se houver alterações, reveja a situação. Acredito, no entanto, que não haverá maiores problemas para ela.

* **O que é angústia da separação?**
Existem na bibliografia psiquiátrica várias situações diferentes que se encaixam no contexto da expressão "angústia da separação", que pode ser definida como reação negativa que uma pessoa apresenta quando se separa de um bem muito querido. Assim, existe angústia da separação quando um casal se separa, tanto dos pares quanto dos filhos em relação àquele que se ausenta. Também ocorre com imigrantes em terras distantes, quando não têm possibilidade de rever seus entes queridos, e até mesmo quando um aficionado se desfaz de um carro que utilizou com prazer por muito tempo. Acredito que você esteja se referindo à situação em que os bebês começam a demonstrar desconforto com a separação física da mãe. Nesse caso, a angústia se inicia já no momento do parto, aumentando com o tempo, e pode levar a um grande sofrimento por parte da criança – e, conseqüentemente, da mãe. Pode ser prevenida atendendo o bebê sempre que necessário, mas

SYLVIO Renan Monteiro De Barros

se ausentando gradualmente, permitindo que ele se sinta seguro de que será atendido, mesmo que isso possa demorar um pouco. Um excelente exemplo é a brincadeira de esconde-esconde: "Cadê a mamãe? Achou!" Seu bebê começa a aprender que você existe mesmo quando ele não a vê. Quando houver alguma solicitação (choro ou grito), responda-lhe "mamãe já vai", termine o que estiver fazendo e depois vá atendê-lo. Mesmo que ele chore um pouco mais, já estará aprendendo que, apesar de demorar, você não deixará de vir, diminuindo assim seu sofrimento mais tarde, entre o sexto e o oitavo mês, período de maior manifestação da angústia.

**\* Há alguns dias meu bebê está "estranho". Ele, que é sempre muito ativo e sorridente, tem ficado mais calado, contemplativo, e não sorri tanto. Ele está passando por alguma mudança psicológica? Será que entendeu que eu o "abandono" durante o dia (pois tenho de trabalhar) e ficou triste com isso?**

Aristóteles já disse: "Nada é permanente, exceto a mudança". Mesmo assim, nós habitualmente temos horror a qualquer mudança de rotina. Acredito ser o que está acontecendo com seu filho. Após o impacto imediato da mudança, reagimos nos fechando, buscando autoproteção. Com o tempo, vencemos esse trauma e tocamos a vida para a frente. Os traumas são necessários para o nosso amadurecimento psicológico. Ai de quem não os tem!

## IMUNIZAÇÃO

**\* Meu filho fez 4 meses e o pediatra disse que ele não precisa tomar vacina contra a gripe. Eu insisti e ele disse que não vale a pena. Por quê?**

DOS 3 AOS 6 meses

Atualmente, a vacina contra a gripe é indicada para casos específicos, como idosos, adultos e crianças imunodeprimidos (portadores de aids, transplantados, asmáticos graves e aqueles sob tratamento com drogas imunodepressoras), mas é também aconselhada para todas as pessoas, exceto os bebês abaixo de 6 meses de idade. Acima dessa idade seu bebê poderá ser vacinado, mas com duas meias doses, com intervalo de um mês, em vez de uma dose integral.

## MEDICAÇÃO

* **Meu bebê tem 4 meses. O que devo passar em picadas de pernilongo ou mosquito?**

Imediatamente após a picada, vale a pena aplicar uma bolsa de gelo, que, diminuindo a circulação do sangue na região, ajudará a evitar o processo inflamatório ou alérgico que possa aparecer. Algum tempo após a picada, e se houver reação, pode-se aplicar uma pomada antialérgica, de preferência um antiinflamatório hormonal (corticosteróide), sempre de acordo com indicação prévia de seu pediatra.

## ORIENTAÇÕES GERAIS

* **Como devo transportar meu filho de 4 meses no carro? Não é mais seguro levá-lo no colo?**

Primeiramente é necessário esclarecer que todas as crianças de até 10 anos devem ser transportadas em veículos de acordo com medidas especiais para aumentar sua segurança em caso de acidente. Existe uma legislação que exige o cumprimento de tais medidas. Sempre que formos adquirir dispositivos para transporte de crianças em veículos devemos verificar se eles são certificados pelo Inmetro (Instituto Nacional de Metrologia, Normalização e Qualidade Industrial).

Quanto mais pontos de fixação o dispositivo tiver, mais segurança ele vai oferecer. A fixação ao banco deverá ser por no mínimo três pontos. O ideal é que o bebê seja fixado à cadeirinha por cinco pontos. Até 1 ano de idade, o bebê deve ser transportado em um bebê-conforto instalado no banco traseiro, fixado pelo cinto de segurança do veículo. O bebê deverá ficar de costas para a parte dianteira do veículo, ou seja, de frente para o encosto do banco traseiro.

Até os 9 meses de idade, ou até que atinja entre 9 e 13 kg (o peso suportado pela cadeirinha varia de acordo com o fabricante), seu bebê deve ser transportado conforme a primeira ilustração do Anexo 1 – Segurança no transporte de crianças em veículos, página 124.

* **Vou viajar de avião com meu filho de 5 meses. Devo dar-lhe algum alimento?**

Com a evolução da tecnologia, os vôos têm proporcionado muito mais conforto aos passageiros. Assim, os maiores problemas que um bebê pode apresentar em um vôo comercial são náuseas e vômitos, além de dor ou infecção de ouvido, em virtude das diferenças de pressão que ocorrem na decolagem e aterrissagem das aeronaves. Os bebês devem ser alimentados no seio durante o vôo, o que diminui a diferença de pressão entre o ouvido médio e o meio ambiente, reduzindo o risco de infecções ou dores. Já bebês maiores podem receber sua dieta normalmente, desde que não sofram de cinetose – doença que provoca náuseas e vômitos durante viagens de carro, ônibus ou avião. Nesses casos, devem-se evitar alimentos antes da viagem, principalmente os mais gordurosos ou de difícil digestão, além de utilizar medicamentos que reduzam esses sintomas.

DOS 3 AOS 6 meses

**\* Como saber se meu filho está se desenvolvendo nos padrões normais?**

Existem várias tabelas de desenvolvimento neuropsicomotor à disposição das mães em livros, revistas e mesmo na internet. O problema é que essas tabelas se referem à média, e seu filho é seu filho, e não a média dos filhos. Assim, o melhor método para avaliar o desenvolvimento de um bebê no primeiro ano de vida é o acompanhamento mensal pelo pediatra, por meio das consultas de puericultura.

**\* Devo ferver a água que dou ao meu filho até ele ter que idade?**

A água distribuída pela maioria das grandes cidades brasileiras é de excelente qualidade, conseqüentemente com risco muito baixo de contaminação. Mesmo assim, como prevenção, aconselho ferver a água a ser oferecida ao bebê durante todo o primeiro ano de vida. Ao contrário do que a maioria imagina, as águas engarrafadas (minerais) correm risco muito maior de contaminação, tanto pela ausência de tratamento quanto por manipulação indevida. Mas lembre-se: bebês amamentados no seio materno não precisam beber água.

**\* Posso parar de esterilizar mamadeiras, bicos e chupetas quando a minha filha tiver que idade?**

No primeiro ano de vida, seu bebê tem uma imunidade muito baixa, ficando sujeito a contrair infecções mais freqüentemente quando exposto a um agente agressor (bactérias, fungos ou vírus). Assim, deve-se tomar o cuidado de lavar bem e esterilizar (por fervura) os objetos que ele leva à boca, inclusive as chupetas.

Por conterem leite – excelente meio de cultura para bactérias –, as mamadeiras correm risco ainda maior de contaminação, devendo ser esterilizadas pelo menos uma vez por dia, enquanto forem utilizadas, independentemente da idade do bebê.

Cabe aqui fazer uma observação sobre uma prática que, por incrível que pareça, ocorre com freqüência na rotina de alguns bebês. Quando a chupeta cai no chão, algumas mães a pegam do chão e colocam-na na própria boca, oferecendo-a em seguida ao bebê, como se agora estivesse limpa. A cavidade bucal é a região mais contaminada do organismo humano, e tal artifício aumenta muito a chance de transmitir germes à criança. Ao cair no chão, a chupeta deve ser bem lavada em água corrente antes de ser oferecida ao bebê.

**\* Meu marido tem o hábito de levantar nosso bebê puxando-o pelos punhos. Isso pode causar algum problema?**

Essa situação (ou "brincadeira") deve ser evitada, pois pode provocar a chamada pronação dolorosa – pequeno deslocamento da cabeça do rádio (ponta do osso maior do antebraço) em relação a um pequeno ligamento que o envolve. Tal deslocamento é extremamente doloroso e requer manobra de reposição imediata, pois quando não realizada a tempo provoca diversos transtornos, implicando imobilizações prolongadas e desconfortáveis para a criança.

**\* Minha filha tem 5 meses e faz muito esforço para ficar sentada. Às vezes eu a coloco nessa posição amparada por almofadas, mas na escolinha dela dizem que não devo apressar as etapas do aprendizado motor e que ela deve aprender a se sentar sozinha. É assim mesmo?**

Toda e qualquer evolução necessita de treinamento intenso para que atinjamos a meta. Assim é com o corredor que deseja cumprir uma maratona: ele treina de duas a três horas por dia, durante meses, para consegui-lo. Seu bebê cairá inúmeras vezes antes de conseguir andar. Qualquer intervenção nesse processo, mesmo que com a intenção de acelerá-lo, será vã, se não nociva. Seu bebê se sentará perfeitamente quando seus músculos abdominais e lombares estiverem prontos para mantê-lo nessa posição. Se você intervier, colocando almofadas ou qualquer outro apoio, estará retardando o processo, pois seu bebê não mais exercitará aqueles músculos. Dessa forma, embora nessa situação ele atinja a meta de ficar sentado, perde o prazer da conquista. Se houver alguma dúvida, vale a pena voltar ao início do livro, onde o poema de Gibran Khalil Gibran diz: "Os vossos filhos não são vossos filhos". Releia-o.

.

**\* A partir de que idade meu bebê pode usar protetor solar? Qual é o tipo mais indicado?**

O uso de cremes ou loções fotoprotetoras é contra-indicado em bebês com menos de 6 meses de idade. A partir de então, devem ser usados produtos que não contenham álcool, sejam à prova d'água, com fator de proteção solar (FPS) de no mínimo 15. Cuidados devem ser tomados com alguns ingredientes que podem provocar alergias, como o ácido paraminobenzóico (PABA). Por último, mas não menos importante, o ideal é que se evite sempre o horário de pico de insolação, isto é, o período entre 10h e 16h, em que ocorre maior incidência dos raios UV-A e UV-B.

.

**\* O banho ajuda a baixar a febre? Como proceder?**

De fato, o banho ajuda a baixar a febre, melhora o mal-estar por ela provocado e diminui os riscos de que o bebê tenha uma convulsão febril. Deve-se, porém, adotar a técnica correta para que o banho proporcione o efeito desejado, ou seja, reduzir a temperatura do corpo do bebê. A água deve estar a uma temperatura em torno de 2°C abaixo da temperatura da criança. Deixe-a na banheira, medindo sua temperatura em intervalos, até que ela chegue a um patamar razoável, com temperatura de até 37,8°C. Não a agasalhe excessivamente após o banho, para que a temperatura não volte a subir.

**\* É aconselhável usar aquecedores no quarto do bebê nas noites mais frias?**

Não vejo problema no uso de aquecedor no quarto do bebê quando está frio, desde que se utilizem aquecedores que não piorem a qualidade do ar ambiente no quarto. Recomendo o uso de aquecedores a água ou óleo. Estes dispõem de radiador pelo qual o ar passa, sendo aquecido e aquecendo conseqüentemente todo o quarto, sem ressecar o ambiente – o que ocorre com os aquecedores de resistência ou a quartzo.

**\* Em dias frios, quais são os cuidados que devo tomar com o banho do bebê?**

O único cuidado que você deve ter nessas ocasiões é manter uma temperatura agradável no recinto do banho. A temperatura da água não deverá ser muito alta, para não contrastar com a temperatura ambiente.

**\* Se eu der banho no meu bebê em dias frios e ele estiver gripado, vai piorar?**

DOS 3 AOS 6 meses

Não há inconveniente em banhar seu filho em dias frios, mesmo que ele esteja gripado, desde que você obedeça às recomendações dadas na resposta anterior.

~

## NOS BASTIDORES DO CONSULTÓRIO...

Aos 3 meses de idade, um de meus pacientes começou a apresentar casos de alergias variadas. Ora apareciam na pele, ora na área respiratória, com rinites, bronquites e às vezes até com diarréia. Como os sintomas sugeriam fortemente uma alergia e como a maioria das alergias nessa idade tem como causa o leite de vaca, perguntei à mãe se estava dando mamadeira ao bebê, o que ela negou. Decidi, então, suspender a ingestão de leite de vaca pela mãe para verificar se poderia se tratar de uma transmissão do antígeno pela amamentação. Em vão.

Certo dia, ao chegar em casa, soube que havia uma mensagem daquela mãe para mim. A pessoa que me informou disse-me que tinha uma conhecida no trabalho com o mesmo nome. Como o nome não era muito comum, achei interessante e comentei qual era o apelido daquela mãe. Ela então me disse que era o mesmo apelido. Como minha interlocutora era veterinária, informei-lhe que a mãe de meu paciente era engenheira; ela me disse que a conhecida dela também era. Eu lhe perguntei: "Como você, veterinária, trabalha com uma engenheira?" E ela me respondeu que a conhecia de uma torrefadora de café (era onde a mãe realmente trabalhava). "Mas o que você, veterinária, faz em uma torrefadora de café?", indaguei. Ela me disse que fiscalizava a fábrica, pois eles produziam café com leite em pó. Diagnostiquei então a alergia do bebê. Ele recebia o alérgeno (leite de vaca) da própria mãe, mas este não lhe era oferecido na mamadeira. Ele aspirava o leite em pó que permanecia na roupa da mãe enquanto mamava no seio...

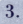

# Dos 6 aos 9 meses

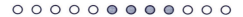

*Seu bebê cresceu e está cada dia mais esperto. Aos poucos, começa a experimentar novos alimentos e a ter autonomia para explorar o ambiente à sua volta. É um momento de grande aprendizado para todos!*

~

## ALIMENTAÇÃO

* **Devo "engrossar" a mamadeira do meu bebê?**

Esses "complementos" indicados para que sejam adicionados às mamadeiras das crianças não são necessários. São compostos de farinha de milho ou arroz, ou seja, contêm primordialmente carboidratos. Estes são absorvidos rapidamente, "estufando" a barriga da criança no ato da ingestão, mas sendo digeridos depressa. Assim, tais complementos não são indicados nem agora, nem mais tarde, e só devem ser utilizados em casos específicos, que serão esclarecidos pelo pediatra.

**\* Notei que a maioria dos leites em pó para crianças acima de 6 meses é enriquecida com ferro, ao passo que não há ferro no leite A. Isso não vai fazer falta na alimentação e no crescimento do meu bebê?**

A anemia (diminuição do ferro no organismo) é a deficiência nutricional mais comum no mundo, e acomete crianças que não têm alimentação adequada. Segundo diversos estudos realizados nos Estados Unidos, na Suécia e na Finlândia, o bebê que recebe exclusivamente leite materno até os 6 meses de idade não tem anemia, apesar de o teor de ferro do leite materno ser menor que o do leite de vaca. Isso se deve à sua excelente biodisponibilidade (relacionada com a capacidade de absorção e metabolismo dos bebês). No caso da alimentação artificial, o ferro fornecido ao bebê, seja pelo uso de medicamentos, seja adicionado ao leite de vaca, tem uma biodisponibilidade muito inferior à do ferro contido no leite materno e nos alimentos. Por esse motivo, quando se dá leite de vaca, prefiro suprir a necessidade de ferro com a ingestão de alimentos ricos nesse mineral, como carne, fígado e verduras, principalmente as cozidas, que vão fornecer ao bebê um tipo de ferro de absorção muito mais fácil.

**\* Por que o leite fresco tem de ser fervido duas vezes? Soube que alguns pediatras recomendam que o leite seja fervido uma única vez, por cinco minutos.**

Todo leite *in natura* deve ser fervido, pois há o risco (embora pequeno) de que contenha bactérias, que são destruídas com a fervura. Uns aconselham a fervura por cinco minutos. Outros, como eu, aconselham deixar levantar a fervura duas vezes, sem contar o tempo. Minha razão é simples: na fervura por cinco minutos, além da perda de tempo, é necessária vigilância durante todo o processo, para evitar derramamento do leite, além de o leite se queimar em caso de esquecimento.

DOS 6 AOS 9 meses

**\* Meu filho não toma leite em pó... Devo ferver o leite de vaca até ele ter que idade?**

Em primeiro lugar é preciso salientar que o leite em pó também é leite de vaca. O leite *in natura* deve sempre ser fervido, conforme orientação dada na questão anterior. O leite em pó não necessita fervura, pois o processo de desidratação a que é submetido já diminui sensivelmente o risco de manter germes nocivos. Vale lembrar, no entanto, que o leite em pó deve ser preparado sempre com água filtrada e fervida e depois amornada.

**\* Qual o melhor leite para a criança que não mama mais no peito? E qual a diferença entre os vários tipos de leite (fresco, longa-vida, em pó e fórmulas infantis)?**

Não existe nenhuma necessidade de dar outro tipo de leite se seu bebê está mamando bem e ganhando peso dentro do normal. É de suma importância lembrar que todos os "outros tipos de leite", não só o em pó, nada mais são que leite de vaca – sim, aquele que é tão importante para o bezerro quanto é o seu para o seu bebê. Por mais que tentem aproximá-lo industrialmente do leite materno – e, usando o *marketing*, convencê-la disso –, não se iluda. As empresas ainda não conseguiram essa proeza e dificilmente conseguirão, pelo menos enquanto seu filho necessitar de seu leite.

O substituto mais comum do leite materno é o leite de vaca, que é comercializado de várias formas: *in natura* (leite A, B e padronizado), desnatado, em pó integral, em pó modificado etc.

Cada pediatra tem uma linha de pensamento e utiliza uma dessas opções, de acordo com suas convicções. Vale reforçar que todos eles são substitutos, e somente substitutos, do leite materno.

SYLVIO Renan Monteiro De Barros

Quando há alergia a componentes do leite de vaca, pode-se utilizar leite de cabra ou soja, além de outros, mais elaborados.

Os leites A e B são geralmente vendidos frescos, enquanto o leite C é aproveitado para venda do mesmo modo ou como leite longa-vida (UHT), além de ser industrializado e virar matéria-prima de leite em pó, iogurte, doce de leite e outros derivados. O grande problema é que o leite C tem menor controle sanitário; não é submetido a nenhum tratamento térmico na fazenda em que foi produzido e não tem de cumprir regras rígidas de transporte e armazenamento. Por isso, evite oferecer esse leite (em pó, na forma de iogurtes industrializados etc.) ao seu bebê. Para conhecer mais detalhes, consulte a instrução normativa do Ministério da Agricultura em http://extranet.agricultura.gov. br/sislegis-consulta/consultarLegislacao.do?operacao=visualiz ar&id=8932.

.

**\* Vou viajar para um hotel-fazenda com meu bebê de 6 meses. Devo levar papinhas prontas ou dar-lhe a comida do hotel?**

Oriento as mães de meus pacientes a sempre oferecer alimentos naturais, sem conservantes, sem corantes e, de preferência, preparados em casa, para que saibamos exatamente que ingredientes estão sendo utilizados. É preciso deixar os alimentos industrializados para casos de real emergência, e o citado não se encaixa nessa categoria. Assim, aconselho que você faça uma rápida visita à cozinha do hotel, converse com o *chef* e solicite uma dieta conforme a prescrição do pediatra. Sem dúvida ele terá o maior prazer em atendê-la, podendo até, como já vi em alguns hotéis, apresentar uma dieta específica para bebês, o que será um excelente *marketing* para o hotel.

.

DOS 6 aos 9 meses

**\* Como deve ser feita a introdução de novos alimentos, desde as frutas até as papinhas salgadas?**

Se seu bebê é alimentado apenas com leite materno, a introdução de outros alimentos deve ser postergada, iniciando-se a partir do sétimo mês. Seu leite contém tudo que seu bebê necessita no primeiro ano de vida. Se ele recebe leite de vaca, esses alimentos podem ser dados antes.

Inúmeras pesquisas realizadas no mundo todo, principalmente nos países em desenvolvimento (inclusive o Brasil), demonstram que a mortalidade infantil aumenta quando se passa a dar alimentos complementares ao leite materno, por serem um meio significativo de contaminação das crianças. Além disso, a introdução precoce de tais alimentos (os complementos) diminui a duração do aleitamento materno e interfere na absorção de nutrientes desse leite, como ferro e zinco, por motivos ainda não bem esclarecidos.

Todos os benefícios do aleitamento materno já foram expostos até aqui. Porém, em situações em que a mãe, por razões pessoais, de saúde ou mesmo sociais, não pode amamentar, aconselho a seguinte introdução gradativa de novos alimentos.

**SUCO DE FRUTAS:** inicie com laranja-lima ou seleta. Esprema a laranja e coe em peneira fina. Dê uma vez ao dia, no intervalo de duas mamadas da manhã. Não é necessário adoçar. Inicie com uma colher das de chá e aumente a oferta lentamente, de acordo com a aceitação. Quantidade máxima: 80 ml.

Depois que seu bebê se habituar com esse suco, passe a dar tomate ou cenoura, que devem ser ralados e espremidos em um pano bem limpo, ou batidos em liquidificador e coados em seguida – ou, o que é mais prático, passados na centrífuga. No início, ofereça-os diluídos no suco de laranja a que ele já está acostumado. Depois, sirva-os isoladamente ou misturados, variando sempre o sabor para que ele não enjoe. Nas próximas semanas você pode dar progressivamente outras frutas, prestando atenção ao aparecimento de alguma intolerância ou alergia.

Entre as frutas e tubérculos que devem ser introduzidos estão: caju, beterraba, maracujá, mamão, melão, pêssego.

**PAPA DE FRUTAS:** banana-maçã, maçã, pêra, abacate ou mamão. Dê a fruta uma vez ao dia, antes da mamada da tarde (entre 15h e 16h), amassada ou raspada. Inicie com pequena quantidade e aumente de acordo com a aceitação, até o máximo de três colheres das de sopa. De acordo com a aceitação de seu bebê, você pode começar a dar outras frutas, como figo, caqui e melão, até que ele esteja habituado com toda e qualquer fruta, em forma de suco ou papinha.

**SOPA:** como seu bebê já está habituado a outros alimentos líquidos e sólidos, chegou a hora de oferecer os alimentos salgados. No começo, eles serão oferecidos de forma mais líquida, mas aos poucos serão engrossados até chegar aos alimentos sólidos, como na dieta de crianças maiores.

Utilize uma panela exclusiva para o preparo dos alimentos do seu bebê. Se possível, use uma panela de ferro, que aumenta a absorção desse mineral e diminui o risco de anemia, comum ao fim do primeiro ano de vida.

Coloque na panela um pedaço pequeno de carne magra, frango ou fígado (algo em torno de 50 a 60 gramas de carne ou fígado, ou uma sobrecoxa de frango). Acrescente dois ou três legumes – batata, cenoura, chuchu, cará, abóbora, inhame, abobrinha, mandioca, batata-doce, mandioquinha, nabo, beterraba etc. – e uma verdura – acelga, alface, agrião, brócolis, couve, couve-flor, escarola, espinafre, repolho, salsão, erva-doce etc.

Cozinhe bem e tempere só com sal. Dê a sopa ao bebê no horário do almoço, passada em peneira, retirando, antes de peneirá-la,

DOS 6 aos 9 meses

a carne, o frango ou o fígado. Evite usar o liquidificador, pois a sopinha tem duas funções: acostumar o bebê a alimentos salgados e a sólidos. Se você liquidificar a sopinha, estará retirando um dos importantes estímulos para uma boa alimentação. Como sempre, inicie com pequena quantidade e aumente-a de acordo com a aceitação. Dê quanto seu bebê aceitar, até o máximo de 250 ml. Há que se lembrar que 250 ml é o máximo que o bebê pode receber, e não a quantidade ideal.

Quando o bebê já estiver acostumado ao alimento salgado, você pode começar a dar as gorduras: antes de cozinhar os ingredientes da sopinha, refogue a carne, o frango ou fígado em óleo (de oliva, soja, milho ou girassol) ou manteiga, juntamente com tomate, cebola, alho, salsinha, cebolinha etc., e em seguida acrescente a água, os legumes e as verduras e cozinhe conforme você fazia antes.

Em torno dos 7 meses você já pode introduzir peixe – cação, filé de pescada, merluza etc. –, além de iniciar a oferta de cereais – arroz, macarrão, ervilha –, sempre passando os ingredientes na peneira. Depois que seu bebê estiver habituado a esses alimentos, podem-se também oferecer outros cereais, como soja, grão-de-bico, feijão etc. Os cereais integrais são mais ricos em fibras, algumas vitaminas e carboidratos, tendo portanto maior valor nutritivo.

A partir de 8 ou 9 meses você pode começar a oferecer a carne, o frango, o fígado ou o peixe moídos, desfiados ou amassados, sempre com muito cuidado para que o bebê não engasgue.

À medida que ele for aceitando os alimentos, você pode engrossar progressivamente a sopinha, até atingir a consistência de pirão. Quando a criança tiver cerca de 1 ano de idade, já deve estar ingerindo alimentos sólidos – arroz, feijão, carne moída, legumes e verduras – picadinhos. Vale lembrar que cerca de dois meses após a introdução da sopinha no almoço, ela deve ser oferecida também no horário do jantar, seguindo-se os mesmos procedimentos de preparo.

**SOBREMESA:** quando seu bebê aceitar bem a sopinha, você pode começar a lhe dar uma sobremesa, que pode conter iogurte, coalhada fresca, pudim de leite, flã, gelatina, geléia de mocotó etc. Ofereça sempre alimentos naturais, evitando conservantes e corantes. Desse modo, você deve preferir iogurtes naturais ou coalhada fresca feita em casa, que podem ser batidos com frutas frescas. A gelatina deve ser sem sabor, podendo também ser misturada a sucos naturais de qualquer fruta. O flã ou pudim de leite devem preferencialmente ser feitos em casa, com ingredientes naturais. Assim como você já fez com todos os alimentos novos, a sobremesa deve ser iniciada com uma pequena quantidade, aumentando-se progressivamente, e deve ser oferecida sempre após a sopinha, sem jamais substituí-la.

**GEMA DE OVO COZIDO:** em torno dos 6 meses, e depois de habituar seu bebê à sopinha, você deve começar a oferecer gema de ovo cozido, amassada na sopinha, em dias alternados. Cozinhe o ovo, retire a gema e amasse-a na sopinha já cozida. Nos três primeiros dias, dê um quarto de gema. Nos próximos três dias, ofereça meia gema. Em seguida, ofereça uma gema em dias alternados. Depois que o bebê completar 10 meses, dê a clara do ovo, também cozida.

Ao chegar a 1 ano de idade, seu bebê deve ser capaz de receber uma dieta semelhante à dos adultos, sem nenhuma restrição alimentar. Lembre sempre que todo novo alimento deve ser oferecido progressivamente. Preste atenção a qualquer reação anormal, como intoxicações, alergias ou intolerâncias. Nessa fase, é de suma importância ofertar sempre alimentos naturais, frescos, nutritivos e recém-preparados, evitando refrigerantes, sucos artificiais, salgadinhos e outras guloseimas que nada acrescentam à dieta do seu filho.

Importantíssima também é a rotina que você deve criar, fator que será crucial para uma boa nutrição e para a disciplina do seu filho. Aconselho que você siga rigidamente as orientações de horários abaixo desde o início da introdução dos outros alimentos que não o leite. Quanto ao lanche que consta nas tabelas, prefira preparar uma sobremesa com iogurte natural ou coalhada feita em casa, misturados a uma fruta, a utilizar produtos industrializados, que contêm corantes e conservantes.

| INÍCIO DA SOPINHA | |
|---|---|
| 6h | Amamentação |
| 9h | Amamentação |
| 10h30 | Suco |
| 12h | Sopa + amamentação |
| 15h | Lanche + amamentação |
| 18h | Amamentação |
| 21h/22h | Amamentação |

| DOIS A TRÊS MESES DEPOIS | |
|---|---|
| Ao acordar | Amamentação |
| 9h/10h30 | Suco |
| 12h | Sopa + sobremesa |
| 15h | Lanche + amamentação |
| 18h | Sopa + amamentação |
| 21h/22h | Amamentação |

| QUATRO A SEIS MESES DEPOIS | |
|---|---|
| Ao acordar | Amamentação |
| 9h/10h30 | Suco |
| 12h | Sopa + sobremesa |
| 15h | Lanche + amamentação |
| 18h | Sopa + sobremesa |
| 21h/22h | Amamentação |

* **Fruta cozida é mais bem digerida que fruta crua?**
A digestão e absorção da fruta são muito mais fáceis e rápidas quando a fruta é pré-cozida. No entanto, o cozimento leva a grande perda das vitaminas nela presentes, que são, juntamente com as fibras, o fator mais importante da introdução das frutas no cardápio de seu filho. Por esse motivo, dou preferência à oferta das frutas frescas cruas, exceto para bebês portadores de problemas digestivos que os impeçam de digeri-las desse modo.

## IMUNIZAÇÃO

* **Infelizmente, com tantas tarefas e responsabilidades ligadas aos cuidados com o meu bebê, acabei me esquecendo das vacinas, que ficaram atrasadas. Devo recomeçar tudo?**
Você deve entrar em contato com a unidade básica de saúde ou clínica particular responsável pelas vacinas, onde receberá a devida orientação. Algumas vacinas têm um intervalo definido entre as aplicações, que, uma vez não cumprido, leva à necessidade de revacinação. Outras vacinas podem ser aplicadas mesmo com algum atraso. Outras, ainda, não podem ser aplicadas após certa idade, e não serão repostas se seu bebê já tiver passado da idade de vacinação.

* **Meu bebê está agora com 7 meses de idade, e o pediatra me orientou a vaciná-lo contra a gripe. Devo fazer isso?**
A vacina contra a gripe (*influenza*) é indicada para pessoas de todas as idades, sendo que em bebês pode ser aplicada a partir de 6 meses, entre março (quando começa sua distribuição) e maio; quanto mais cedo for aplicada, maior será a imunidade obtida,

pois a criança fica menos tempo exposta ao vírus. Portanto, seu filho pode ser vacinado. É importante lembrar que nos bebês a primeira vacinação deve ser feita com duas aplicações de meia dose; nos anos seguintes, segue-se o esquema normal.

\*

**\* Que crianças precisam obrigatoriamente tomar a vacina contra a gripe?**

A vacina contra a gripe deve ser aplicada em crianças que tenham: doenças do coração; doença renal crônica; asma, bronquite ou outros problemas respiratórios; deficiência imunológica; aids; diabetes; anemia falciforme – estados nos quais a complicação de uma gripe simples pode levar a graves conseqüências, devido ao baixo grau de resistência imunológica dessas crianças. Entretanto, atualmente sabe-se que toda criança a partir dos 6 meses de idade é beneficiada com a vacinação, que diminui a incidência da doença e suas complicações.

## BEM-ESTAR E ORIENTAÇÕES GERAIS

**\* Meu bebê está com os olhos e o nariz amarelados. É normal?**

Olhos e nariz amarelados caracterizam a icterícia, que é a manifestação da presença de bilirrubina no sangue. Pode ser normal, e se chama icterícia fisiológica se apareceu a partir de 48 horas após o parto e ceder espontaneamente em dois a três dias. Quando ocorre nas primeiras horas de vida do bebê, pode ser devida a uma incompatibilidade sangüínea entre mãe e filho, por diferenças de tipo de sangue, e será devidamente acompanhada pelos profissionais de saúde do hospital, uma vez que ela se iniciou antes da alta hospitalar.

Já os casos de icterícia tardia devem ser bem acompanhados pelo pediatra, pois, embora a grande maioria deles regrida espontaneamente com o amadurecimento do fígado do bebê, alguns podem exigir cuidados especiais, necessitando até fototerapia (banho de luz) ou procedimentos mais complexos. Vale a pena salientar que a icterícia também pode resultar da ingestão do leite materno, e nesse caso a melhora será obtida pela suspensão temporária (cerca de um dia) da amamentação. Todas essas medidas deverão ser tomadas sob a orientação e supervisão do pediatra.

Saliente-se também que algumas crianças, ao começar a comer cenoura, mamão, abóbora ou outros alimentos ricos em caroteno, podem apresentar coloração amarelada pela hiperpigmentação do caroteno sob a pele. Sua concentração diminui com a diminuição da ingestão de alimentos que o contenham. Sua coloração na pele também pode diminuir com o aumento dos banhos de sol. A diferença entre a icterícia e a carotenose é que esta última aparece somente na pele, sem amarelar os olhos. Os casos de icterícia que podem ocorrer devido a hepatite, febre amarela e obstruções das vias biliares serão pesquisados pelo pediatra.

.

**\* Os dentes do meu filho começaram a nascer. O que devo fazer para aliviar a dor?**

O nascimento do primeiro dente pode acontecer, em média, entre 5 e 18 meses de idade. Algumas vezes, a erupção pode provocar mal-estar e um pouco de dor. Se seu filho demonstra sofrimento com a erupção, seja do primeiro seja de outros dentes, pode-se tentar um tratamento local com anestésico leve (líquido ou em pomada), friccionando-o levemente na gengiva do bebê. Com choro mais intenso vale a pena, de acordo com a orientação do pediatra, usar um analgésico oral, em gotas ou solução.

.

**\* Podem-se usar perfumes na criança no primeiro ano de vida?**

Não conheço nenhum motivo válido para usar perfume em uma criança, qualquer que seja sua idade, a não ser para satisfazer vaidades, não da criança, mas sim de quem cuida dela. Se sabemos que o perfume pode provocar problemas alérgicos, tanto de pele como respiratórios, e que seu uso não traz nenhuma vantagem, por que utilizá-lo?

* **Posso passar repelente de insetos no meu bebê?**

No verão, com o aumento da incidência de doenças transmitidas por mosquitos, como a dengue e a febre amarela, toda mãe se preocupa em proteger seu bebê o máximo possível das picadas de insetos. O repelente de insetos mais utilizado atualmente é a dietiltoluamida (DEET), que em concentrações entre 30% e 50% oferece uma proteção de 80% a 95% contra o *Aedis aegypti* por cerca de três horas. Acima de 50%, sua proteção pode chegar a 100%. A Academia Americana de Pediatria recomenda o uso em crianças a partir de 2 meses, com concentração abaixo de 30%. Já a Anvisa recomenda que seja empregada a partir de 6 meses, na concentração de até 10%, somente três vezes ao dia, evitando-se o uso prolongado. Esse produto pode provocar algumas reações adversas (inclusive convulsões) e alergias, embora raramente. Em minha opinião, seu emprego deve ser evitado ao máximo, utilizando-se apenas em casos de risco extremo, e mesmo assim com muita cautela.

* **Quando devo iniciar a escovação ou higiene bucal do meu bebê?**

Considero desnecessária e nociva a higiene bucal de um bebê que ainda não teve erupção dentária. Tecidos, como gazes ou algodões, podem provocar erosão da delicada mucosa oral do bebê, predispondo ao crescimento de germes. Após a erupção, podem-se fazer pequenas "escovações" com escova bem macia, de preferência aquelas em forma de dedeira, que nos possibilitam sentir o contato com os dentes e as gengivas, permitindo sentir melhor o limite de pressão para não machucarmos o bebê.

Considero a escovação de dentes no período que vai do início da erupção até cerca de 2 anos de idade mais importante por induzir seu bebê ao hábito da escovação do que propriamente por prevenir cáries. As cáries serão muito mais raras se você suspender o uso de mamadeiras no momento apropriado e não habituá-lo ao uso (e abuso) do açúcar. Após 1 ano de idade, recomendo o uso de um creme dental sem flúor, pois este pode provocar complicações, como intoxicação aguda (mais rara), que provoca sintomas gastrintestinais (náusea, vômito e diarréia graves). Já a ingestão excessiva de flúor durante a formação dos dentes (mais comum) pode levar à fluorose, com escurecimento dos dentes e risco de perda da estrutura dental, com seu conseqüente enfraquecimento.

.

## * Gripe causa febre alta?

Todo processo infeccioso, bacteriano ou viral (que é o caso da gripe), pode provocar febre, inclusive com picos altos. Por esse motivo, não se deve considerar febre alta sinal infalível de infecção forte.

.

## * Meu bebê de 9 meses enfia o dedo na boca até ficar com ânsia de vômito. O que há de errado com ele?

Entre os 6 e os 12 meses de idade, essa atitude é muito comum. Não se preocupe, pois não há nada de errado com seu bebê. Nessa fase, ele começa a conhecer partes de seu corpo e aprende a utilizá-las.

Como o bebê se encontra na fase oral, em que tem muito prazer com os contatos pela boca, ele utiliza as mãos dessa forma, estimulando os sentidos e ao mesmo tempo aprendendo a dominar o uso dos membros superiores. Como o desenvolvimento motor do organismo se dá no sentido cefalocaudal (inicia-se mais próximo da cabeça e evolui na direção dos membros inferiores), em um momento futuro o bebê realizará os mesmos movimentos pondo os pés na boca. Não se assuste.

.

**\* Meu marido tem o hábito de jogar o bebê para cima, e ele ri muito. Há algum problema nisso?**

Os bebês gostam muito de movimentos bruscos e se divertem com eles. Por esse motivo, os pais (muito mais que as mães) têm uma tendência a se relacionar com os bebês por meio dessa brincadeira. No entanto, tal procedimento não deve ser estimulado, pois pode provocar acidentes – como quedas, traumas de cabeça em objetos como móveis, lustres etc. e engasgos, entre outros. Prevenir é, mais uma vez, melhor que remediar.

.

**\* Minha filha tem 7 meses. Ao trocar suas fraldas percebi que sua vagininha estava fechada. O que devo fazer?**

Provavelmente estamos diante de um caso de coalescência dos pequenos lábios, que ocorre por uma linha de aderência formada entre os dois pequenos lábios. É comum em bebês e pré-escolares. Sua ocorrência está relacionada à falta de hormônio feminino (estrogênio) nessa faixa de idade. Alguns fatores, como trauma local ou dermatite, até mesmo por fraldas, podem desencadear seu início. O tratamento habitual consiste no uso de um creme de estrogênio no local e deve ser feito sob orientação do pediatra, uma vez que o uso em excesso ou por tempo prolongado pode levar à absorção do hormônio, provocando efeitos colaterais indesejáveis.

* **Meu bebê fez 9 meses ontem, e há dois meses tem tido febre freqüente, às vezes até sem diagnóstico, e está quase sempre doente. Ele pode ter alguma doença grave?**

Durante a gestação, seu bebê recebe de você, pela placenta, e após o parto, pelo leite materno, uma grande carga de imunoglobulinas ou anticorpos, substâncias que auxiliam na luta contra germes que invadem seu organismo. Essa quantidade de imunoglobulinas recebidas da mãe diminui progressivamente, ao mesmo tempo que se inicia a produção do próprio bebê. Tal produção, entretanto, ocorre somente quando ele entra em contato com o germe invasor.

Um instrumento para aumentar essa defesa são as vacinas, que põem o organismo do bebê em contato com vírus e bactérias atenuados, sem capacidade de provocar a doença, mas com capacidade de estimular a produção dos anticorpos.

Outra forma é o contato com os vírus e bactérias da própria natureza. Na fase da vida que se inicia em torno dos 7 meses de idade e vai até os 4 anos, os anticorpos maternos vão diminuindo no organismo do bebê e este ainda não tem proteção própria, obtendo-a somente por intermédio das infecções que adquire nessa fase.

Assim, o que temos é uma seqüência de processos infecciosos, a maioria deles de baixo impacto sobre o estado de saúde do bebê, enquanto outros mais invasivos provocam infecções perigosas, que exigem tratamento mais agressivo. Todos os casos devem ser comunicados ao pediatra – que avaliará a seqüência de afecções e a orientará quanto à necessidade de tratamento ou de elaboração de exames.

## * Como retirar a cera do ouvido do bebê?

A mais curta e melhor resposta a essa pergunta é: "Não tirando". A cera no ouvido do seu bebê, também chamada cerume ou cerúmen, tem uma função. Contém substâncias que inibem o crescimento de bactérias no local, além de ser um obstáculo físico à entrada de água no canal do ouvido. Qualquer tentativa de retirá-la poderá levar a traumatismos de duras conseqüências e difícil tratamento no conduto auditivo. Basta imaginar que um cotonete (contra-indicado pelos otorrinolaringologistas até para adultos) tem espessura muito maior do que o diâmetro do canal do ouvido. Assim, deve-se retirar somente o cerume que já se desprendeu do conduto do ouvido e se encontra solto entre as curvinhas da orelha, o que pode ser feito com um pano ou com os dedos, sem perigo de machucar o bebê.

## * O que é ataque febril?

Ataque febril é uma convulsão que acomete a criança devido a febre muito alta ou de rápida evolução. É uma situação comum, que ocorre em 3% a 5% das crianças, geralmente entre 6 meses e 5 anos de idade. É mais freqüente em meninos que em meninas.

Seus sintomas mais observados são movimentos bilaterais de braços e pernas, rápidos e repetidos, para trás e para a frente. Podem também ocorrer movimentos anormais dos olhos e da boca, além da eliminação involuntária de fezes e urina. Dura habitualmente menos de quinze minutos, evoluindo para um estado de sonolência da criança. Seu tratamento consiste em controle rigoroso da temperatura e combate a qualquer início de febre. Medicações anticonvulsivantes só são usadas em convulsões prolongadas ou complicadas. Um bebê que apresenta convulsão febril tem 25% de chance de ter outra.

# MEDICAÇÃO

* **O pediatra prescreveu uma gota e meia por quilo de um medicamento antifebre, mas a professora da creche disse que a dose correta é uma gota por quilo. Quem tem razão?**

Por não haver a informação de qual é o medicamento em questão, torna-se impossível afirmar qual a dosagem correta. No entanto, é preciso que atinemos para o fato de que cabe profissional e legalmente ao médico (no caso, o pediatra) a prescrição de medicamentos para seu paciente (no caso, a criança), prescrição pela qual ele tem responsabilidade até jurídica.

A dose de medicação administrada a um bebê deve estar de acordo com seu peso e suas características individuais, e não com seus sintomas. Jamais prescreverei determinada dose para um bebê com 37,8°C de febre seguida de uma dose maior se a febre aumentar para 38,8°C. Se a febre é baixa e seu bebê está bem, é preferível observar mais um pouco. Pode ser que ela ceda. Contudo, se ele tem febre alta, está chorando, indisposto e demonstra dor, devemos dar-lhe a dosagem máxima para seu peso.

Por outro lado, ninguém pode se negar a medicar alguém se houver uma receita médica; do contrário, corre o risco de ser responsabilizado pelo ato. Caso haja dúvida, aconselho à mãe comunicar-se com o pediatra, confirmando a dose prescrita. Uma vez confirmada a dose, deve-se exigir que a escola cumpra a prescrição.

~

## NOS BASTIDORES DO CONSULTÓRIO...

Uma vez, a mãe de um de meus pacientes (não por acaso, meu neto João Gabriel) se queixou de que ele, à época com 9

DOS 6 aos 9 meses

meses, não gostava da comida que ela fazia. Ele simplesmente recusava qualquer alimento feito em casa e só aceitava as papinhas prontas. Sugeri, então, que ela guardasse alguns potes vazios, com rótulo e tudo, e colocasse a comida fresca dentro delas. Não é que o menino caiu no truque e comeu assim por vários meses? Bastava ver o pote para abrir um grande sorriso e comer tudinho! Aos poucos, a mãe começou a fazer uma comida mais sólida e gradualmente tirou esse "hábito" do filho. Mas até hoje ele adora comer as tais papinhas...

# DOS 9 AOS 12 meses

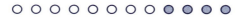

*De bebezinho indefeso que só queria colo a pequeno guerreiro engatinhador, seu bebê evolui rapidamente e já começa a ensaiar os primeiros passinhos. É uma época de muitas preocupações, pois ele mexe em tudo – até em coisas perigosas. Porém, é muito recompensador acompanhar cada nova conquista que ele realiza!*

~

## ALIMENTAÇÃO

* **Meu filho está completando 1 ano de idade. Há algum tempo, não come praticamente nada. Antes comia muito bem. Devo dar algum remédio para abrir o apetite dele?**

  O bebê nasce pesando, em média, três quilos. Chega a um ano pesando cerca de dez quilos. Ou seja, tem um ganho de peso de sete quilos, equivalente a 233%! Esse mesmo bebê que com 1 ano pesa cerca de dez quilos chegará aos 2 anos pesando doze quilos. Assim, o ganho de peso no segundo ano é de dois quilos, ou 20%! Isso significa que o ganho de peso de seu filho no segundo ano é 71,5% menor que no primeiro. É uma queda imensa.

A diminuição real não é tanta nem tão proporcional, porque seu bebê agora engatinha, anda, corre, gastando com essa atividade física mais energia e, portanto, necessitando de mais energia para cumprir tais funções. Mas mesmo assim seu apetite diminui muito. Isso é normal, e o apetite voraz só voltará a aparecer no início da puberdade, quando a velocidade de crescimento será semelhante à do primeiro ano.

* **Meu bebê de 11 meses fica vários dias sem querer comer. Depois, volta a aceitar a comida. Isso é normal? Devo insistir para que ele coma?**

Essa instabilidade com relação à aceitação de alimento pode ocorrer por alguns motivos: falta de disciplina nos horários de alimentação, oferta de guloseimas (doces, balas, refrigerantes, sucos açucarados etc.) fora dos horários de refeição, necessidade da criança de atenção dos pais, ou mesmo alguma doença incipiente. Converse com o pediatra para que ele possa investigar a existência de algum desses fatores e, se for o caso, tomar providências.

* **Minha filha de 1 ano de idade tem rejeitado todo tipo de salada (legume ou verdura). Quando tentamos misturar a salada à comida ela cospe tudo e se recusa a comer. Como devemos proceder?**

Existem fases em que a criança (assim como nós, adultos) enjoa de alguns alimentos. Isso é compreensível e aceitável. Mais à frente ela voltará a ingerir esses alimentos. O importante é não demonstrar preocupação com o assunto, pois nessa idade é muito comum a criança começar a não comer e depois continuar não comendo somente para obter sua atenção. Assim, fique tranqüila e aguarde. Obviamente ela de fato não gosta de alguns alimentos e é provável que não volte a aceitá-los. Nesse caso, procure um substituto que tenha o mesmo teor de nutrientes.

.

**\* Meu filho não come. O que devo fazer?**

Essa pergunta exige algumas considerações. Ele não come o que precisa ou não come o que você quer que ele coma? Ele está mantendo o peso de acordo com o esperado no gráfico de crescimento? Ele não tem doenças? Ele mantém suas atividades normais? Se a resposta às três últimas perguntas for sim, restará a primeira pergunta. A queixa de "perda de apetite" ocorre habitualmente a partir do primeiro aniversário do bebê. Afinal, ele vinha ganhando, em média, de 500 a 900 gramas por mês; para ganhar tanto é necessário se alimentar de uma forma monstruosa, comparada com a ingestão de um adulto. Já a partir dos 12 meses de idade, a criança passa a ganhar 500 gramas por trimestre, o que equivale a cerca de 170 gramas por mês! Isto é: ele vai ganhar aproximadamente 75% menos de peso que a média do primeiro ano, e para tanto vai comer muito menos. Assim, não aceite palpites ou receitas (e você vai receber inúmeros). Converse com o pediatra e pese seu bebê. Você ficará tranqüila ao perceber que ele está absolutamente normal e que só voltará a comer com exagero, como no primeiro ano, quando chegar à adolescência.

.

**\* Faz três ou quatro dias que minha filha de 1 ano tem dormido bem, sem acordar de madrugada para mamar. Por volta das 7h30, quando desperta, ela toma pouquíssimo leite, cerca de**

SYLVIO Renan Monteiro de Barros

100 ml, mas quando mamava de madrugada chegava a ingerir 200 ml. Essa diminuição na ingestão de leite é normal?
A diminuição da quantidade de leite que a criança ingere no segundo ano de vida é normal. Os pais não devem se preocupar com isso se ela estiver aceitando os derivados do leite (queijos, iogurtes etc.), que contêm uma concentração maior de proteínas e cálcio do que o leite *in natura*, já que são processados e perdem o soro do leite, ficando assim com maior quantidade de ingredientes por mililitro.

\* **Meu bebê só quer aquelas comidas prontas que vêm em potes. Elas fazem mal? Como fazê-lo comer a minha comida?**
As sopinhas são em geral introduzidas na dieta dos bebês a partir do final do primeiro semestre de vida. Não consigo sinceramente entender como um bebê nessa idade pode preferir sopinha pronta à feita em casa. A menos que a mãe tenha oferecido tal sopinha por conta própria... Obviamente, a sopinha preparada em casa é mais fresca, com menos riscos de contaminação, e contém ingredientes escolhidos pela mãe, além de ser temperada com o amor materno. As sopinhas prontas (e também os sucos e papinhas de frutas industrializados) são reservadas para emergências, quando não se consegue por algum motivo (nunca rotineiro) preparar a refeição.

Porém, se por alguma razão o bebê só aceita a sopinha pronta, você pode fazer uma transição para uma dieta mais natural retirando aos poucos a sopinha industrializada e servindo aquela preparada por você no próprio potinho. Retire progressivamente a comida artificial e vá aumentando a quantidade da comida natural que você preparou com tanto carinho.

## SONO, BEM-ESTAR E ORIENTAÇÕES GERAIS

**\* Como proceder quando a criança que já tem 1 ano não consegue dormir sozinha no quarto?**

Provavelmente esse bebê está inseguro e com medo de ficar sozinho. Para começar, se ele fica no escuro, providencie uma lâmpada pequena e fraca, dessas que se ligam na própria tomada. Ao colocá-lo para dormir, fique um pouco ao lado do berço (você pode se sentar no chão), conte-lhe historinhas leves ou cante alguns acalantos. Ele deve dormir em seguida, e logo vai se livrar de seus temores.

.

**\* Meu bebê de 11 meses não está doente nem mama mais no peito, mas mesmo assim acorda quatro ou cinco vezes por noite e só se tranqüiliza quando recebe a nossa atenção. O que devemos fazer para que ele durma a noite toda?**

Se você prestar atenção à pergunta, verificará que ela já vem com a resposta embutida. Parece-me que o que está faltando à criança é atenção dos pais. Sugiro que vocês lhe dêem bastante atenção, principalmente no horário entre o jantar e a hora de dormir, com brincadeiras e historinhas, desde que não muito estimulantes, o que poderá acarretar efeito contrário ao desejado.

.

**\* Será que eu preciso mesmo fazer os exames de rotina solicitados pelo pediatra? Minha filha não tem nenhum sintoma e eu não gostaria de traumatizá-la.**

Os exames de rotina são de extrema importância, pois previnem uma série de doenças potenciais que podem ser resolvidas se as diagnosticarmos precocemente, como anemia, infecções urinárias (que costumam surgir sem sintomas e, quando as percebemos, já

SYLVIO Renan Monteiro De Barros

podem ter lesado os rins), além das verminoses. Quanto aos traumas, lembre-se de que a função dos pais com relação à criança é evitar as frustrações evitáveis e adaptá-la às inevitáveis.

·

**\* Meu bebê de 10 meses está há mais de trinta dias com o nariz entupido, às vezes até com dificuldade para respirar. Já dei remédios contra a gripe e pinguei gotinhas nasais para descongestionar, mas os sintomas sempre voltam.**
Essa situação é muito comum em bebês no final do primeiro ano de vida. Pelo seu relato, deve-se tratar de um processo alérgico, que, por falta de atenção, foi considerado apenas como um resfriado ou uma gripe mais prolongada. O que acontece hoje em dia, devido à correria do cotidiano, é o seguinte: levamos a criança ao hospital e passamos por uma consulta com um plantonista, que prescreve alguns medicamentos para resfriado. Não obtendo melhora, voltamos àquele ou procuramos outro hospital, outro pediatra a examina, dá outro medicamento (às vezes o mesmo, ou similar) para resfriado, mas não há melhora. Assim entramos em um círculo vicioso em que a única vítima é o bebê. Um pediatra que assista regularmente seu bebê, ao perceber que não houve melhora do quadro, fará um verdadeiro interrogatório sobre a situação de seu domicílio, insolação do dormitório, existência de poeira, inseticidas, bichinhos de pelúcia e outros itens, além de pesquisar os antecedentes familiares de alergias que possam estar provocando tal afecção.

·

**\* É normal que a febre fique indo e voltando? Quantos dias dura esse processo?**
Cada tipo de infecção tem um curso, com tempo de incubação, pródromos e sua fase clínica típica. Os pródromos correspondem

ao tempo que vai do início dos sinais (nesse caso, a febre) até o aparecimento da doença propriamente dita. Esse espaço de tempo varia de acordo com a doença, podendo durar algumas horas ou alguns dias (até 21 dias, no caso da mononucleose infecciosa, por exemplo). Se a febre (alta ou baixa) persistir por mais de 48 horas, o pediatra deve ser consultado.

∙

**\* O que é exatamente a asma?**

A asma é uma doença de ocorrência comum em qualquer idade. Provoca falta de ar, cansaço, tosse e chiado no peito, e exige consultas médicas freqüentes, inalações e, em casos mais graves, internações hospitalares. Leva a limitações que prejudicam a qualidade de vida do asmático. As crises de asma podem ser leves, moderadas, graves ou gravíssimas. Para tratá-la, não basta administrar alguns remédios nem se preocupar somente durante as crises. É necessário que se façam exames laboratoriais para estabelecer o grau de gravidade da doença, bem como tentar determinar as substâncias ou situações que provocam a crise no bebê. Atualmente, existem medicamentos que são administrados para evitar as crises, assim como remédios utilizados durante a crise.

∙

**\* É verdade que a asma desaparece com o crescimento da criança? Essa doença tem cura?**

Algumas crianças costumam melhorar da asma à medida que se aproximam da adolescência, mas é impossível prever qual criança melhorará e qual não. Assim, todas elas devem ser tratadas adequadamente durante a infância, pois já se constatou que quanto mais bem controlada estiver a doença, mais chances terá a criança de apresentar melhora durante a adolescência.

SYLVIO Renan Monteiro De Barros

Não se pode afirmar que a asma tem cura, mas ela pode ser muito bem controlada. Algumas crianças permanecem sem sintoma por meses ou anos; outras conseguem até ficar sem crises pelo resto da vida.

**\* Meu filho vomita sempre que anda de carro. É normal?**

Muitas crianças apresentam essa alteração. Denominada cinetose ou hipercinetose, ela se caracteriza pela ocorrência de enjôo ou náuseas quando a criança está no carro, no ônibus ou no avião. Outros sintomas são perda de equilíbrio, falhas de memória, confusão ou lentidão do raciocínio, sudorese, dores de cabeça e fadiga, entre outros menos freqüentes. A cinetose pode ser evitada com antieméticos (medicamentos contra vômitos), que devem ser administrados trinta minutos antes do início da viagem e, em viagens mais longas, a dose deve ser repetida a cada seis horas. Os sintomas tendem a melhorar conforme a criança cresce.

**\* Quando detectamos se o menino tem fimose e em que idade ele deve ser operado?**

Ao nascer, quase 100% dos meninos não conseguem expor a glande, o que definimos como fimose. A maioria das crianças chega aos 12 anos com exposição total da glande. Então, a cirurgia da fimose em todos os meninos pressupõe que a natureza errou! O pênis tem duas funções: a micção e a reprodução. A função sexual só se inicia após os 12 anos. Portanto, se seu filho faz xixi normalmente e nunca sofreu infecção urinária, não precisa ser operado.

## DOS 9 AOS 12 meses

* **Meu filho tem tido infecções no ouvido com freqüência e sempre precisa tomar antibióticos. Isso é normal?**

Segundo dados estatísticos dos Estados Unidos, quase toda criança, ao chegar aos 2 anos, já teve um ou dois episódios de otite média aguda; quando acometidas por gripes (que são virais), a incidência de otite é de 30%. Essa infecção é mais comum em crianças pequenas porque sua trompa (o tubo que liga o ouvido médio à faringe) é mais alargada e irregular, permitindo a entrada de secreções, o que pode levar direta ou indiretamente a infecção no local. Se seu bebê tem tido crises repetidas de infecção do ouvido, provavelmente o pediatra vai encaminhá-lo para uma avaliação de um otorrinolaringologista – que, por meio de um exame simples e pouco invasivo, a nasofibroscopia, verificará se há alguma alteração que necessite de tratamento mais abrangente.

.

* **É crendice popular a afirmação de que suar depois de ter tido febre alta é sinal de que a doença está indo embora e o bebê vai melhorar?**

Quando o bebê tem febre, o organismo tenta baixar sua temperatura dilatando as veias periféricas (mais próximas da pele), a fim de permitir que o calor do interior do corpo passe para o meio externo. Junto com essa alteração, chamada vasodilatação, ocorre a eliminação de suor, que também leva à diminuição da temperatura do corpo. Esse fenômeno é maior ainda quando a criança recebeu medicação antitérmica, que faz que a temperatura baixe ainda mais rapidamente. Portanto, suar é sinal de que a febre tende a ceder, e não de que a doença esteja indo embora.

.

* **Qual é a diferença entre virose e infecção? Como tratar cada uma?**

Denominamos infecção a presença de um organismo vivo juntamente com a reação por ele provocada no corpo. A infecção pode ser bacteriana ou viral. As infecções virais tendem a ser autolimitadas, isto é, provocam uma infecção aguda que regride em seguida, sendo vencida pelos meios de defesa do corpo. Podem, porém, provocar conseqüências, de discretas a graves. A caxumba, por exemplo, é uma inflamação viral das glândulas salivares que dura de cinco a dez dias, evoluindo em seguida para a cura total. Em alguns casos, no entanto, pode provocar inflamação do pâncreas ou de ovários e testículos, deixando seqüelas, como a infertilidade.

Já as infecções bacterianas apresentam geralmente um tipo diferente de evolução, sendo que as bactérias, se não vencidas pela barreira imunológica, continuam se reproduzindo no organismo, infectando outras regiões, levando a septicemia (infecção generalizada) e podendo eventualmente causar a morte. Para tratar as infecções bacterianas existem os antibióticos, drogas capazes de destruir as bactérias (bactericidas) ou inibir seu crescimento (bacteriostáticas), dando oportunidade para que o sistema imunológico se defenda e retire tais organismos do corpo. Há antibióticos que combatem diversos tipos de bactéria e outros de uso mais específico.

Recentemente, surgiram drogas antivirais com funções semelhantes às dos antibióticos, sendo direcionadas, porém, para os vírus. Embora as pesquisas estejam evoluindo bastante, poucos produtos chegaram ao mercado. Todavia, acredito que em futuro próximo possamos contar com tais recursos.

.

* **Há problema em administrar antibiótico à criança logo no primeiro sinal de febre?**
O antibiótico é um medicamento apropriado para tratamento de infecções bacterianas, e alguns antibióticos são específicos

para determinados tipos de bactérias. A febre não é uma doença infecciosa, mas sinal de alguma doença, que pode ser infecciosa ou não e, se infecciosa, pode ser causada por vírus ou bactérias. Assim, não existe uma associação direta entre febre e infecção bacteriana. Pelo contrário: nos bebês, a grande maioria das febres é provocada por infecções não bacterianas e sim virais, que não requerem o tratamento antibiótico nem se beneficiam dele – seu uso, nesses casos, pode ser prejudicial para o bebê. O antibiótico será indicado pelo médico para doença diagnosticada como bacteriana, e ele acompanhará a evolução da doença e a resposta à antibioticoterapia.

* **Qual o procedimento quando a criança cai e bate a cabeça? Posso deixá-la dormir?**

O traumatismo cranioencefálico (TCE) é classificado como leve, moderado e grave, e pode ser de baixo e de alto risco.

No TCE leve, de baixo risco, o risco de complicações neurológicas é praticamente desprezível, sendo que ocorre em um traumatismo de baixo impacto – quedas de menos de um metro de altura. A criança permanece sem manifestações clínicas por pelo menos uma hora após o trauma. Considera-se TCE leve de alto risco quando ocorre alteração da consciência da criança (dificuldade para se manter acordada), sinais de depressão no crânio, fontanela ("moleira") alta, convulsões e vômitos persistentes (mais de cinco episódios de vômito em seis horas).

O TCE moderado se caracteriza pela perda de consciência por cinco minutos ou mais, além da presença de alterações neurológicas focais (de localização isolada, sem repercussão para o organismo como um todo; por exemplo: exacerbação dos reflexos normais, falta de sensibilidade em um membro etc.), enquanto no TCE grave a criança entra em estado de coma.

Simplificando: se seu bebê sofreu uma queda de menos de um metro de altura ou uma batida leve, sem afundamento do crânio, sem perda de consciência (desmaio), sem vômitos, ou com um ou dois episódios de vômito logo após o trauma, e não dorme exageradamente (fora de seus horários habituais de sono), não há com que se preocupar. No caso de qualquer alteração diferente das que foram descritas, entre em contato com o pediatra e, se não conseguir, procure um posto de atendimento de emergências.

\* **O que fazer se meu filho ingere alguma coisa que não é comida, como formiga, areia, tinta de brinquedo etc.?**

Em primeiro lugar, deve-se verificar se houve ingestão (se a criança engoliu) ou aspiração (se a criança aspirou). A aspiração é seguida de tosse e/ou falta de ar, enquanto a ingestão é mais tranqüila, às vezes passando despercebida pelo responsável. Em caso de aspiração, a criança precisa ser atendida imediatamente em um pronto-socorro. Na ingestão, deve-se tentar constatar se foi algo perfurante ou tóxico e, em caso positivo, levá-la a um pronto-socorro. Se a criança tiver ingerido insetos (formiga, mosquito, joaninha, tatuzinho) ou peças arredondadas, devem-se observar eventuais reações por 24 horas. Em caso negativo, não há mais motivo para preocupação. É importante lembrar que, na ingestão de objetos sólidos (moeda, bola de vidro ou plástico, brinquedo pequeno), há a necessidade de "garimpar" as fezes de seu filho nas 24 horas seguintes e, se o objeto não for expelido, deve-se procurar o pediatra para avaliar a necessidade de exames complementares.

\* **De que adianta ferver tudo se minha filha come coisas do chão e coloca na boca tudo que encontra pela frente?**

Comer coisas do chão, colocar na boca tudo que pega, levar mãos sujas à boca etc. são alguns dos riscos inevitáveis. Não há como o bebê se desenvolver sem essas atitudes. Saliente-se que o leite é um excelente meio de cultura de bactérias. Muitas conseguem se reproduzir em pequenos resquícios de leite no fundo da mamadeira, sendo focos potenciais de infecção. Por isso, controle aquilo que você consegue controlar e não se preocupe muito com o resto.

**\* Quais são os riscos reais de contaminação para os bebês que brincam na areia de parques públicos?**

O mundo é habitado por pessoas, animais, vegetais, germes, fungos etc., que estão espalhados pelo planeta. Para a subsistência de todas as espécies é necessário um equilíbrio ecológico, razão pela qual todos nós produzimos anticorpos que tentam nos proteger de invasões indesejáveis. Para que o ser humano desenvolva anticorpos, é preciso que ele tenha contato com tais seres, e esse contato se inicia tão logo chegamos ao mundo. Se nós, pais, superprotegermos nossos filhos, não vamos evitar que eles se contaminem, mas adiaremos um problema.

**\* Meu bebê vai fazer 1 ano. Devo mantê-lo no mesmo bebê-conforto ao transportá-lo no carro?**

Se seu bebê já atingiu 1 ano de idade ou pesa de 9 a 18 kg, já pode ser acomodado em cadeirinha virada para a dianteira do carro. Veja a segunda ilustração do Anexo 1 – Segurança no transporte de crianças em veículos, página 124.

**\* Posso levar meu filho de 9 meses à praia?**

Crianças a partir de 8 ou 9 meses de idade podem ter contato direto com a areia, bem como tomar banho de mar, desde que em locais não muito poluídos e sempre no colo de um adulto responsável. Desaconselho, porém, o "freqüentar a praia" no sentido brasileiro da expressão: chegar à praia por volta de 9h30 ou 10h e lá permanecer até o meio da tarde (15h-16h). Não adianta deixar a criança sob o guarda-sol, pois tanto a radiação ultravioleta quanto a infravermelha têm a capacidade de atravessar esse "protetor", além de castigarem seu bebê quando refletidas na areia. Fora isso, quem consegue manter um bebê paradinho sob o guarda-sol? Assim, vá à praia apenas no início da manhã e no final da tarde. E não esqueça o protetor solar.

*

**\* Como estimular meu filho a falar? Em que idade ele vai começar a fazer isso?**

O bebê começa a falar por imitação dos pais. Assim, o melhor estímulo para um bebê é conversar bastante com ele. Não fique pedindo que ele diga as palavras. Apenas converse bastante e evite falar em linguagem infantil, pois, se ele aprende por imitação, ao ouvir uma linguagem infantil vai desenvolver uma linguagem infantil.

Habitualmente a fala se inicia em torno dos 12 meses de idade. Mas isso é uma média, havendo crianças (poucas) que começam a falar entre 9 e 11 meses e outras (muitas) que só o fazem no segundo ano de vida, às vezes até após o segundo aniversário.

*

**\* Meu filho não deixa que eu escove os seus dentes… Existe algum truque? Como deve ser a escovação?**

O ato de "escovação" dos dentes do bebê tem a função de habituá-lo à rotina de escovação de dentes após a ingestão de alimen-

DOS 9 AOS 12 meses

tos, e deve ser encarado com naturalidade, sem a preocupação de conseguir uma higienização perfeita desde o início do treinamento. Algumas crianças se engajam imediatamente na novidade, enquanto outras a rejeitam e podem levar bastante tempo para se tornarem receptivas ao ritual. Assim, aja com calma com seu filho e logo você o verá participando totalmente do ato da escovação.

*

\* **Minha filha está começando a andar e parece que está pisando torto, curvando o pé para dentro. Devo consultar um ortopedista?**

Quando a criança começa a aprender a andar, o arco de seus pés ainda não está completamente formado, fazendo que ela tenha essa "pisada" descrita por você. O pediatra, nas consultas de rotina, tem condições de avaliar se essa alteração está dentro da normalidade ou não. Se ele achar necessário, certamente a encaminhará a um ortopedista para uma avaliação mais especializada. Em caso contrário, sugiro que aguarde até o bebê completar 2 anos, quando o médico fará uma avaliação ortopédica de rotina.

*

\* **Com que idade devo levar meu filho ao dentista? Deve ser um odontopediatra?**

Aconselho a primeira visita ao dentista, para crianças que até então não apresentaram nenhuma anormalidade odontológica significativa, aos 3 anos. Nessa idade, o profissional consegue maior colaboração da criança e a dentição já permite uma avaliação mais global dos dentes e da dinâmica bucal. É importante que a criança seja avaliada por um dentista que tenha especialização em pediatria (odontopediatra).

*

# SYLVIO Renan Monteiro De Barros

**\* Quando devo levar meu filho ao oftalmologista?**

Se seu filho não apresenta nenhuma alteração visual aparente nem parece ter desvio ocular (estrabismo), indico uma primeira avaliação oftalmológica aos 5 anos de idade, quando se pode detectar alterações com maior colaboração da criança. Se você tem alguma dúvida quanto à acuidade visual de seu bebê ou se ele apresenta algum estrabismo (é "vesgo"), comunique ao pediatra. Após uma avaliação inicial, ele resolverá se há ou não necessidade de consultar um especialista.

**\* O que fazer quando a criança só quer a mãe?**

Esse fenômeno costuma ocorrer a partir de 1 ano de idade e é muito comum, acontecendo com praticamente todos os bebês. A mãe, sabendo que é uma atitude esperada nessa idade, deve darlhe o máximo de atenção nos momentos em que ele não está demonstrando esse comportamento e atendê-lo quando solicitada, sem apressar o atendimento. Assim, se ele chorar, se bater, gritar etc. e a mãe estiver em uma atividade, qualquer que seja, deve informá-lo de que vai atendê-lo assim que terminar e, ao atendê-lo, comportar-se normalmente, sem repreensões nem castigos. Com esse procedimento, seu filho aprenderá que será atendido quando necessitar e que não existe urgência para tanto.

**\* Meu filho quer mexer em tudo. Devo deixar para não magoá-lo?**

Ao chegar perto de 1 ano de idade, a criança começa a aumentar seu campo de interesse, atentando para tudo que a cerca, dentro e fora de casa. Como seu filho está em fase de aprendizado total – pois quase todas as coisas que são corriqueiras para nós são para ele absolutas novidades –, ele precisa e quer conhecer a consistência, a temperatura, o sabor, a dureza e a movimentação dos objetos que o cercam. É por isso que ele "mexe em tudo". Ele necessita realmente disso para formar seu repertório de conhecimento, que é a base de desenvolvimento da inteligência. Cabe a nós remover qualquer objeto que possa ser nocivo pelo risco de provocar acidentes ou intoxicações. Vale a pena lembrar aqui uma feliz expressão que citei antes sobre como cuidar de bebês: cabe aos pais "evitar as frustrações evitáveis e adaptá-los às frustrações inevitáveis".

\* **Como devo agir quando meu filho faz algo errado só para chamar a atenção? Um tapinha de vez em quando faz mal?**

Em primeiro lugar, devo salientar que toda e qualquer violência é abominável, principalmente quando dirigida contra uma criança. Um tapinha ou uma surra são violências que nunca devem ser praticadas. Aconselho, quando houver necessidade de punição por algum comportamento indesejado, que se use o castigo, que deve ser suficiente para afastá-lo desse comportamento indesejável. Não adianta fechá-lo em um quarto por um tempo determinado (dez minutos, por exemplo). Após um minuto, ele já não saberá mais por que está sendo punido. Coloque-o em um local isolado, informando-o por que ele está ali e que voltará ao convívio dos familiares e à rotina da casa quando você permitir. Quando isso ocorrer, trate-o normalmente, com o mesmo carinho de sempre, sem demonstrar rancor pelo ocorrido.

Agora, se seu filho faz algo errado somente para chamar sua atenção, será que isso não pode ser explicado pelo fato de que ele está necessitando dessa atenção ou que esta não esteja sendo dada quando ele apresenta comportamentos desejáveis?

SYLVIO Renan Monteiro De Barros

**\* Com quase 1 ano, minha filha já manipula o pai, fazendo chantagem emocional para obter atenção. Como devemos agir?**

Essa é uma questão que, apesar de parecer extremamente preocupante, é muitíssimo simples: com 1 ano de idade, a criança tem necessidade de conhecer tudo que a cerca e também de saber exatamente quais são seus limites. Isso não é manipulação, mas especulação. Cabe aos pais estabelecer os limites e definir o que a criança pode e o que não pode fazer. Isso deve ser estabelecido por ambos os pais e exigido de todos os cuidadores (babás, empregadas, avós, tias etc.), a fim de que o bebê conheça desde cedo todos os seus limites e que esses limites sejam válidos para todos os que o cercam.

**\* Minha filha fica dando gritos, tanto em casa como em lugares públicos e restaurantes. Devo evitar esse comportamento? Como?**

Sim, tal comportamento deve ser evitado, mas a melhor forma de evitá-lo é não chamando a atenção dela o tempo todo. Ao contrário, deixe que ela o faça sem lhe dar atenção. Quando ela apresentar comportamentos sociais desejáveis (cortesia, delicadeza etc.), aí sim, dê-lhe bastante atenção, brinque com ela, converse, elogie. Somente assim, e a médio prazo, você conseguirá direcioná-la para os comportamentos que deseja. Quando ela gritar em casa, institua um castigo, como retirá-la do contato com a família, explicando-lhe que está fazendo isso devido ao seu comportamento anti-social. Não estabeleça tempo para o castigo, pois após alguns minutos ela já não se lembrará do motivo da punição. Tão logo ela concorde em não mais repetir a atitude indesejada, libere-a e mantenha o comportamento de amor e carinho, sem admoestações desnecessárias.

DOS 9 aos 12 meses

**\* Minha filha me dá chutes e se contorce na hora de trocar a fral-
da. Devo repreendê-la?**

No segundo ano de vida, principalmente, a criança questiona
muito todos os afazeres rotineiros, o que não caracteriza um mau
comportamento, mas uma tentativa de conhecer seus limites.
Cabe a seus educadores estabelecer tais limites, que devem respei-
tar as normas do lar e da sociedade em que as crianças se inserem.
Com amor e paciência é possível demonstrar aos filhos quais são
esses limites, o que será de grande valia quando seu bebê crescer e
enfrentar a vida fora do lar.

**\* Como se explica o comportamento de uma criança de 1 ano que
sabe que está fazendo algo errado (mexer em fios elétricos, por
exemplo), mas mesmo assim continua fazendo, só para testar a
reação dos pais?**

Aqui, serei obrigado a atuar como advogado de defesa da
criança. Como você mesma disse, ela está fazendo isso só para
testar a reação dos pais. E é exatamente isso. Seu repertório de
limites às normas é restrito. Quando ela põe a mão direita em
um fio e você a repreende, ela registra: "Colocar a mão direita no
fio, na posição em que estou agora, está além de meus limites".
Curiosa como é, sua dúvida será: "E com a mão esquerda, pode?"
E assim por diante: "Vindo da esquerda para a direita, pode? E de
cima para baixo?" A isso você chama pirraça ou teimosia. Para ela
é experimentação. O importante é que você e os outros integran-
tes da família mantenham sempre a mesma postura, para evitar
que o bebê passe a ter comportamentos de acordo com a resposta
de cada membro da família, e não de acordo com as normas de
seu lar.

Obviamente, se você começar a se incomodar com essa "teimosia" – que eu prefiro chamar de experimentação –, com sua ansiedade oferecerá ao seu bebê uma atenção exagerada, que ele espertamente saberá usar para ganhar mais atenção.

* **Como saber se meu bebê está crescendo normalmente e chegará à idade adulta dentro dos padrões ideais?**
O desenvolvimento do peso e da altura de seu bebê deve ser acompanhado pelo pediatra, que o pesa e mede, arquiva as informações e a cada nova consulta compara-as com os dados anteriores, verificando assim sua evolução. Atualmente, utilizam-se também gráficos, que apresentam as linhas de normalidade de acordo com dados estatísticos. Quando ocorre algum desvio dessa curva de crescimento deve-se pesquisar sua causa e iniciar as medidas corretivas. Tais gráficos são divididos por sexo e por faixa etária, conforme se pode verificar nos modelos que se encontram no Anexo 2 – Tabela de peso e altura (página 126).

## IMUNIZAÇÃO

* **Temo que meu filho de 1 ano de idade contraia febre amarela. Devo vaciná-lo?**
A vacina contra a febre amarela pode ser aplicada em crianças a partir de 9 meses de idade. Ela é elaborada com um vírus atenuado e protege cerca de 95% dos vacinados. Seu efeito protetor se inicia a partir de uma semana após a aplicação, conferindo imunidade por no mínimo dez anos, podendo tal proteção durar por toda a vida. É distribuída exclusivamente pelos órgãos governamentais, – ou seja, não é encontrada para venda na rede privada. É indicada para todas as pessoas (acima de 9 meses de idade) que se dirijam a

regiões em que há maior risco de contrair a doença. Entre os efeitos colaterais, podem ocorrer reações alérgicas graves, encefalite (inflamação no cérebro) e comprometimento de múltiplos órgãos com o vírus vacinal. Todos esses efeitos indesejáveis acontecem com uma incidência tal que, reunidas todas as possibilidades, contra-indicam a vacinação em massa e a revacinação antes de dez anos. Se você vai viajar para uma região afetada pela doença, consulte a Agência Nacional de Vigilância Sanitária (Anvisa) para se certificar da necessidade ou não da vacinação. Caso não saiba se a região onde você reside ou para onde vai viajar demanda vacinação, consulte o site da Vigilância Epidemiológica (veja, ao final do livro, o tópico "Sites interessantes", página 129).

**\* Ouvi dizer que o excesso de vacinas ou sua combinação indevida pode provocar autismo. É verdade?**

Existe um grupo de pessoas, principalmente nos Estados Unidos e na Inglaterra, que há anos vem reivindicando que se aprofundem os estudos sobre a possibilidade de haver uma relação entre a vacinação combinada contra sarampo, caxumba e rubéola e o surgimento de autismo, diabetes e asma, sendo porém em maior número a relação com o autismo. Entre essas pessoas há inclusive um grande número de médicos – em maioria, pais de crianças autistas. Até o presente não existem trabalhos comprobatórios de que aquela vacina possa ser responsável pelo surgimento da doença. Os estudiosos do assunto costumam interpretar a relação como temporal, quer dizer, o autismo em geral se apresenta em crianças entre 1 e 3 anos de idade, época em que é realizada a vacinação combinada contra sarampo, caxumba e rubéola (1 ano).

No entanto, é importante salientar que essas doenças, embora muito comuns em crianças antes até da descoberta das vacinas, são potencialmente graves, podendo levar a meningite, pneumonia e esterilidade. Além disso, a rubéola, quando acomete gestantes, pode provocar aborto ou malformações graves ao bebê. Assim, é necessário que ponderemos. Se você vacinar seu filho ele poderá ter uma reação inesperada e até grave. Porém, se não vaciná-lo, você será capaz de suportar o remorso ao vê-lo acometido por uma doença grave ou até fatal, por ter recusado o uso de uma vacina que existe para livrá-lo disso?

## MEDICAÇÃO

\* **Minha filha tem 1 ano e coloca tudo na boca. Devo dar-lhe remédio contra vermes? Com que freqüência?**

Os vermífugos são medicamentos indicados para o tratamento da verminose, que ocorre no Brasil, em média, em uma de cada três crianças.

Baseados nessa premissa, muitos pediatras costumam prescrever vermífugos a seus pacientes a cada seis ou doze meses, para prevenir e tratar tais doenças. Eu não os indico como rotina, prescrevendo-os somente em caso de exame positivo para vermes ou quando ocorrem sintomas muito claros de verminose. Tal decisão se deve ao fato de os vermicidas serem substâncias agrotóxicas idênticas às utilizadas em lavouras, e, portanto, potencialmente prejudiciais – não somente à criança como ao meio ambiente.

\* **Meu filho adora tomar remédios. Isso pode ser um problema?**

Há crianças que realmente apresentam esse tipo de comportamento, que tende a desaparecer espontaneamente com o tempo. Quando o bebê tem essa "tendência", devemos redobrar os cuidados para não deixar frascos de medicamentos em locais abertos e ao alcance do bebê. É sempre aconselhável ter um armário ou gaveta *com chave* para armazenar medicamentos. Isso faz que as crianças fiquem livres do risco de intoxicação.

~

## NOS BASTIDORES DO CONSULTÓRIO...

Desde o início das minhas atividades no consultório, sempre orientei as mães a usar óleo de amêndoa doce na pele do bebê, principalmente na região coberta pelas fraldas, o que garantia uma excelente proteção da pele. Inúmeras vezes recebi mães que se queixavam de assaduras nos filhos, e minha primeira pergunta era sempre: "Você está usando outro produto nas trocas, em lugar do óleo de amêndoa?" Posso assegurar que centenas de vezes eu acertei na mosca, e o problema era resolvido assim que a mãe voltava a usar o óleo. Há pouco tempo, uma mãe me ligou com a mesma queixa, e ouviu imediatamente de mim a tradicional pergunta. Tive como resposta que ela não havia mudado nenhuma conduta. Então, prescrevi um creme específico, mas o quadro piorou ainda mais. Após alguns dias de acompanhamento do caso, constatamos que o tal creme tinha óleo de amêndoa doce na fórmula. Conseqüentemente, o bebê era alérgico ao óleo. Detalhe importante: o bebê era Felipe, um dos meus netos. Em casa de ferreiro...

# Anexo 1
## Segurança no transporte de crianças em veículos

Em junho de 2008 o Conselho Nacional de Trânsito (Contran) aprovou a obrigatoriedade da cadeirinha para carros de passeio que transportem crianças de até 7 anos e meio. Embora os infratores só comecem a ser punidos em 2010, obviamente não vale a pena arriscar a vida do seu filho.

Veja a seguir instruções da ONG Criança Segura para o transporte de crianças em veículos.

A tabela indica a altura e o peso das crianças. Para cada peso/idade existe um assento específico, bem como determinada maneira de instalar esse assento no veículo (veja as ilustrações que precedem a tabela). Não se esqueça de procurar o selo do Inmetro no produto.

1. Bebê-conforto ou cadeira conversível.
2. Cadeira de segurança.
3. Assento de elevação ou *booster*.
4. Cinto de segurança de três pontos.

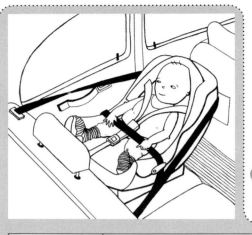

### 1. BEBÊ-CONFORTO OU CADEIRA CONVERSÍVEL

| PESO E IDADE | Desde o nascimento até 9 ou 13 kg, conforme recomendação do fabricante, ou até 1 ano de idade |
|---|---|
| POSIÇÃO | Voltada para o vidro traseiro, com leve inclinação, de costas para o movimento, sempre no banco de trás |

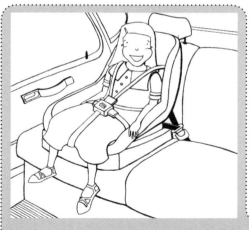

### 2. CADEIRA DE SEGURANÇA

| PESO E IDADE | De 9 a 18 kg (aproximadamente de 1 a 4 anos de idade) |
|---|---|
| POSIÇÃO | Voltada para a frente, em posição vertical, no banco de trás |

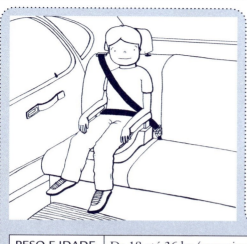

### 3. ASSENTO DE ELEVAÇÃO OU *BOOSTER*

| PESO E IDADE | De 18 até 36 kg (aproximadamente de 4 a 10 anos de idade) |
|---|---|
| POSIÇÃO | No banco traseiro, com cinto de três pontos |

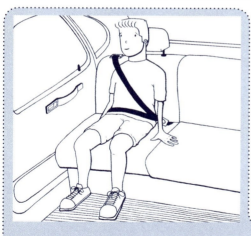

### 4. CINTO DE SEGURANÇA DE TRÊS PONTOS

| PESO E IDADE | Acima de 36 kg e no mínimo 1,45 m de altura (aproximadamente 10 anos de idade) |
|---|---|
| POSIÇÃO | Até 10 anos de idade, no banco traseiro do carro, com cinto de três pontos |

*Fonte:* ONG Criança Segura

# Anexo 2
# Tabela de peso e altura

**INTER-RELAÇÃO ENTRE IDADE E ALTURA
E ENTRE PESO E ALTURA**

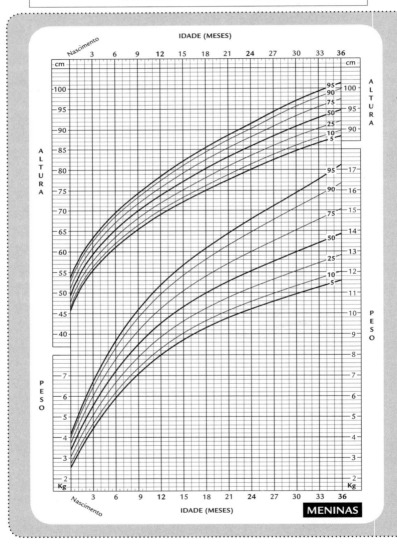

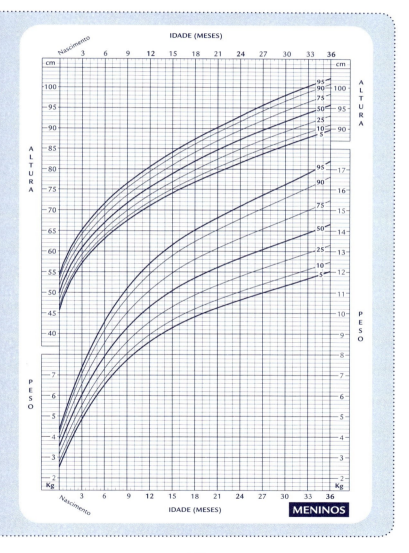

# sites interessantes

**SEGURANÇA INFANTIL**
→www.criancasegura.org.br
   Site da organização não-governamental sem fins lucrativos que tem como missão promover a prevenção de acidentes com crianças e adolescentes de até 14 anos.

**ALEITAMENTO MATERNO**
→www.leitematerno.org
   Site português que traz dicas de como amamentar e informações sobre os benefícios do aleitamento materno.

→www.aleitamento.com
   Site que traz informações completas sobre amamentação para pais, mães e profissionais de saúde.

→www.amigasdopeito.org.br
   Site da ONG sem fins lucrativos formada por pessoas que acreditam na importância da amamentação e trabalham voluntariamente para proteger, promover e apoiar o ato de amamentar.

## INFORMAÇÕES GERAIS

→www.guiadobebe.com.br

Site que oferece inúmeras informações e artigos, abrangendo desde o planejamento da gravidez até o comportamento de crianças de até 6 anos de idade.

→www.babysite.com.br

Página da internet com orientação, cursos e serviços para mães e pais.

→www.parents.com

Site americano com informações diversas.

## SAÚDE

→http://portal.saude.gov.br/portal/svs/area.cfm?id_area=604

Página da Vigilância Epidemiológica.

# ÍNDICE remissivo

## A

**Água,** 39–40, 43, 73, 81

**Alergia,** 26, 30–1, 42–3, 75, 71, 77–8, 90–1, 104, 118–9, 121

**Alimentação**
comida industrializada, 82, 87, 96–7, 102
em viagens de avião, 72
fora de casa, 82
frutas cruas *versus* cozidas, 88
introdução de novos alimentos, 83–7
perda de apetite, 99–100, 101
rejeição a alimentos, 100–1
suco de frutas, 66

**Amamentação**
armazenamento do leite, 37–8, 66–7
complementação da, 32, 35, 44, 65–6
"descida" do leite, 32–3
dor durante a, 36
duração da, 33–4
durante a madrugada, 35
e arrotos, 49, 62–3
e cólicas, 41–3
e diarréia, 40
e ingestão de medicamentos, 40
e intestino preso, 40–1
e volta ao trabalho, 66–7
esquema de, 33–4
excesso de leite, 37
formas de aumentar o leite, 38–9
intervalos entre as mamadas, 34
leite materno insuficiente, 39, 44
no seio *versus* leite de vaca, 30–1, 32, 43–4, 80
retirada do leite, 37–8
uso de bicos de silicone na, 36–7
uso de bombinha na, 38
uso de pomadas na, 36
vantagens da, 29–31

**Andar**
início do, 113

pisada "torta", 113
Angústia da separação, 69–70
ver também *Apego excessivo à mãe*
Apego excessivo à mãe, 114
Apgar, teste de, 24
Aquecedor de ambientes, uso de, 76
Areia, riscos de contaminação na, 57, 111
Asma, 30, 89, 105–6
Aspiração de objetos
procedimentos em caso de, 110
Assaduras, 47, 62, 121

**B**

Babá, 27, 69, 116
Banho
após a amamentação, 58
e febre, 75–6
em dias frios, 76–7
temperatura ideal, 58–9
Brincos, 61

**C**

Castigo, 114, 115, 116
ver também *Comportamento inadequado*
Choro, causas de, 32–3, 39, 41–2, 44, 45, 47
Chupeta
função da, 50
higiene da, 73–4
Circuncisão, 61
ver também *Fimose*
Cólicas
causas, 30, 41–2, 47
e alimentação da mãe, 42–3
e chás, 48
e funchicória, 47–8

e tranqüilidade da mãe, 42
Comportamento inadequado, 115, 116
ver também *Castigo*
Crosta láctea, 63

**D**

Dentes
aparecimento dos primeiros, 49
dor causada pelo nascimento dos, 49, 90
escovação dos, 91–2, 112–3
Desenvolvimento
normal, 30, 66–7, 73, 114–5, 118, 126–7
do aprendizado motor, 74–5, 91–3
Diarréia, 31, 32, 40, 64, 77, 92

**E**

Eletroencefalograma, 68
Engasgamento, 45, 58–9, 85, 93
o que fazer em caso de, 59–60
Escolinhas, 69, 74–5, 96
Exames de rotina, 103–4

**F**

Fala, 112
Febre, 96, 104–5, 107, 108–9
ataque febril, 95
como agir em caso de, 55–6, 75–6
e banho, 75–6
e dentição, 49
e gripe, 92
e imunidade, 94
e vacinas, 54
Febre amarela, 51, 90, 91, 118–9
Fimose, 106
ver também *Circuncisão*

## ÍNDICE REMISSIVO

### H, I

**Higiene**
da casa, 26
de mamadeiras e chupetas, 73-4
do bico do seio, 34
**Icterícia, 89-90**
**Infecção *versus* virose, 107-8**
**Ingestão de objetos**
procedimentos em caso de, 110

### L

**Leite**
diminuição na ingestão de, 101-2
e ferro, 80
em pó, 31-2, 65, 78, 81
necessidade de ferver, 80, 81
tipos de, 81-2

### M

**Mamadeira**
como complemento
à amamentação, 32, 35, 44, 65-6
"engrossamento" da, 79
esterilização da, 73-4
**Medicamentos**
contra picadas, 71, 91
farmacinha, 54
para dor e febre, 54-5
prescrição de, 54-5, 96
uso de antibióticos, 108
uso de vermífugos, 120
vitaminas, 55

### N, O

**Nota do bebê ao nascer**
ver *Apgar, teste de*
**Odontopediatra, primeira ida ao,**
113

**Oftalmologista, primeira ida ao,**
114
**Ouvido**
infecção no, 107
limpeza do, 94-5

### P

**Pediatra**
como escolher, 23, 26-7
freqüência das idas ao, 56
primeira visita do bebê ao, 23-4
**Perfumes, uso de, 90-1**
**Piscina, 57-8**
**Praia, 57, 111-2**

### Q, R

**Queda, procedimentos em caso de,**
109-10
**Refluxo, 45, 50-1**
**Repelentes, uso de, 91**

### S

**Segura-nenê, 44-5**
**Sol**
e produção de vitamina D, 55
e protetor solar, 57-8, 75
exposição ao, 57-8
**Soluço, 49, 62-3**
**Sono**
e autonomia, 25, 67-8, 103
e ruídos, 26, 46-7
e sonhos/pesadelos, 68
falta de, 44, 46, 68
número de horas de sono
do recém-nascido, 44-5
posição para dormir, 45
rotina de, 67
sonecas diurnas, 67

**T, U**

Travesseiro, 46
Transporte de crianças em veículos,
  25, 71–2, 111, 123–5
Umbigo
  queda do, 63
  saltado, 60

**V**

Vacinas
  atrasos na aplicação de, 88
  contra a febre–amarela, 118–9
  contra a gripe, 70–1, 88–9
  do calendário extra-oficial, 51–2
  do calendário oficial, 52–3
  e autismo, 119–20
  e febre, 54
  no posto versus na clínica, 53
  reações a, 54
Virose *versus* infecção, 107–8
Vômito
  ânsia de, 92
  durante viagens, 72, 106
  ver também *Refluxo*

------------------------- dobre aqui -------------------------------

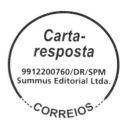

## CARTA-RESPOSTA
### NÃO É NECESSÁRIO SELAR

O SELO SERÁ PAGO POR

AVENIDA DUQUE DE CAXIAS
214-999 São Paulo/SP

------------------------- dobre aqui -------------------------------

SEU BEBÊ EM PERGUNTAS E RESPOSTAS

MG EDITORES

## CADASTRO PARA MALA-DIRETA

Recorte ou reproduza esta ficha de cadastro, envie completamente preenchida por correio ou fax, e receba informações atualizadas sobre nossos livros.

Nome: _____ Empresa: _____
Endereço: ☐ Res. ☐ Coml. _____ Bairro: _____
CEP: _____-_____ Cidade: _____ Estado: _____ Tel.: ( ) _____
Fax: ( ) _____ E-mail: _____ Data de nascimento: _____
Profissão: _____ Professor? ☐ Sim ☐ Não Disciplina: _____

**1. Você compra livros:**
☐ Livrarias ☐ Feiras
☐ Telefone ☐ Correios
☐ Internet ☐ Outros. Especificar: _____

**2. Onde você comprou este livro?** _____

**3. Você busca informações para adquirir livros:**
☐ Jornais ☐ Amigos
☐ Revistas ☐ Internet
☐ Professores ☐ Outros. Especificar: _____

**4. Áreas de interesse:**
☐ Psicologia ☐ Corpo/Saúde
☐ Comportamento ☐ Alimentação
☐ Educação ☐ Outros. Especificar: _____

**5. Nestas áreas, alguma sugestão para novos títulos?**
_____
_____

**6. Gostaria de receber o catálogo da editora?** ☐ Sim ☐ Não

Indique um amigo que gostaria de receber a nossa mala-direta

Nome: _____ Empresa: _____
Endereço: ☐ Res. ☐ Coml. _____ Bairro: _____
CEP: _____-_____ Cidade: _____ Estado: _____ Tel.: ( ) _____
Fax: ( ) _____ E-mail: _____ Data de nascimento: _____
Profissão: _____ Professor? ☐ Sim ☐ Não Disciplina: _____

**MG Editores**
Rua Itapicuru, 613 7º andar 05006-000 São Paulo - SP Brasil Tel. (11) 3872-3322 Fax (11) 3872-7476
Internet: http://www.mgeditores.com.br  e-mail: mg@mgeditores.com.br

cole aqui